KARAN S

INVESTIGAÇÃO CLÍNICA LIVRO DE MÃO

KARAN S

INVESTIGAÇÃO CLÍNICA LIVRO DE MÃO

ScienciaScripts

Imprint
Any brand names and product names mentioned in this book are subject to trademark, brand or patent protection and are trademarks or registered trademarks of their respective holders. The use of brand names, product names, common names, trade names, product descriptions etc. even without a particular marking in this work is in no way to be construed to mean that such names may be regarded as unrestricted in respect of trademark and brand protection legislation and could thus be used by anyone.

Cover image: www.ingimage.com

This book is a translation from the original published under ISBN 978-620-7-47016-7.

Publisher:
Sciencia Scripts
is a trademark of
Dodo Books Indian Ocean Ltd. and OmniScriptum S.R.L publishing group

120 High Road, East Finchley, London, N2 9ED, United Kingdom
Str. Armeneasca 28/1, office 1, Chisinau MD-2012, Republic of Moldova, Europe
Printed at: see last page
ISBN: 978-620-7-89203-7

CONTEÚDO

CAPÍTULO 1

PROCESSO DE DESENVOLVIMENTO DE MEDICAMENTOS

INTRODUÇÃO:

Todo o processo de levar um composto ou medicamento recém-descoberto através da aprovação regulamentar até ao ponto de comercialização.

Durante o desenvolvimento, o novo medicamento ou o composto deve respeitar normas elevadas na realização, análise e interpretação de estudos pré-clínicos e clínicos para passar sem problemas pela fase de aprovação regulamentar e, eventualmente, pela comercialização. O processo de descoberta e desenvolvimento de medicamentos foi concebido para garantir que apenas os produtos farmacêuticos que são seguros e eficazes sejam introduzidos no mercado.

A seguinte sequência de actividades de investigação inicia o processo que resulta na descoberta de novos medicamentos:
1. Identificação do alvo
2. Validação de objectivos
3. Identificação de chumbo
4. Otimização de leads

Fases de desenvolvimento de medicamentos:
Existem três fases principais no desenvolvimento de medicamentos:
1) Investigação e desenvolvimento pré-clínicos
2) Investigação e desenvolvimento clínico
3) Depois de o composto estar no mercado, uma possível fase de "pós-comercialização"
   - A fase pré-clínica é constituída por ensaios em banco de ensaio (in vitro) e depois em animais, incluindo cinética, toxicidade e carcinogenicidade.
   - A fase de investigação clínica (IND), que representa o período entre o início dos ensaios em seres humanos e a apresentação do pedido de autorização de introdução no mercado do medicamento, é de longe a parte mais longa do ciclo de desenvolvimento do medicamento e pode durar entre 2 e 10 anos.
   - Os ensaios da fase de pós-comercialização são efectuados depois de o medicamento ter sido introduzido no mercado.

VÁRIAS ABORDAGENS À DESCOBERTA DE MEDICAMENTOS
Abordagem farmacológica:

O primeiro passo no processo de descoberta de medicamentos consiste em identificar um alvo molecular associado a uma determinada doença. O passo seguinte consiste em estabelecer que a modulação ou intervenção da função do alvo escolhido

2

está associada a uma inversão do processo da doença. O Departamento de Farmacologia oferece uma grande variedade de novos alvos moleculares a considerar para intervenção terapêutica. Uma vez selecionado um determinado alvo, podem ser adoptadas várias abordagens para modular ou interferir com a sua função biológica.

Estas abordagens podem incluir a utilização de pequenas moléculas ou proteínas biológicas, tais como anticorpos monoclonais que alteram a atividade biológica. Trabalhamos em estreita colaboração com o programa de Biologia Estrutural em Farmacologia para obter a estrutura tridimensional detalhada do alvo, juntamente com novos ligandos como compostos principais que afectam a função. A biologia estrutural também auxilia na otimização de pistas para obter compostos candidatos que sejam adequados para uma investigação mais aprofundada. As possíveis moléculas candidatas são examinadas em estudos pré-clínicos e os compostos mais promissores acabam por ser examinados em ensaios clínicos em seres humanos.

À medida que os compostos progridem no sistema de níveis da athersys, obtivemos informações relacionadas com a especificidade, seletividade, semi-vida e disposição dos compostos em animais. A Athersys aplicou um rigoroso teste farmacológico, incluindo testes de efeitos sobre enzimas hepáticas, canais cardíacos específicos e um grande número de alvos não relacionados em que as interacções podem ser problemáticas. Além disso, a empresa avaliou os efeitos dos compostos nos parâmetros comportamentais dos animais, na patologia dos órgãos e na função cardiovascular para aumentar ainda mais a confiança de que um composto será seguro e eficaz.

Abordagem toxicológica:

Embora os parâmetros básicos de toxicologia tenham sido avaliados na otimização de chumbo, serão realizados vários estudos in vitro e in vivo na fase de desenvolvimento, geralmente de acordo com normas e protocolos de registo, a fim de determinar completamente o perfil de toxicidade e o índice terapêutico, as doses máximas para uma administração segura, etc. Estes estudos serão normalmente efectuados em pelo menos duas espécies e devem determinar os efeitos secundários específicos (relacionados com o mecanismo) e não específicos (químicos) que podem limitar a dose segura que pode ser utilizada no homem. A duração e o número de níveis de dose utilizados nestes estudos serão determinados pela exposição ao fármaco, pela duração e pelos protocolos dos estudos clínicos iniciais (Fase I/II) propostos no homem. Serão igualmente efectuados estudos para avaliar os efeitos de segurança mais amplos, como os efeitos comportamentais e fisiológicos in vivo.

Caracterização do medicamento:

Reconhece-se que os candidatos a medicamentos com propriedades "drug like" têm mais probabilidades de chegar ao mercado. Assim, a avaliação das propriedades "drug like" foi integrada no atual processo de descoberta e desenvolvimento de medicamentos. As propriedades físico-químicas estão intimamente relacionadas com a absorção, distribuição, metabolismo e excreção (ADME) do fármaco. Em conjunto, desempenham um papel importante na absorção e biodisponibilidade dos candidatos a fármacos. A caraterização de medicamentos envolve a descoberta de propriedades biológicas e físico-químicas de potenciais moléculas de medicamentos.

1. Caracterização biológica:
   Interação da molécula do fármaco com sistemas biológicos, por exemplo, ligação a receptores,
Inibição enzimática.
2. Caracterização físico-química:
   Características físicas e químicas do medicamento potencial, por exemplo, solubilidade, PKa,
Raios X. NMR, IR, UV VIS, MS, PET.

1. Caracterização biológica:
É necessário avaliar se a molécula é suscetível de funcionar em seres humanos.
Objectivos:
   1. Para encontrar a eficácia
   2. Avaliar os efeitos tóxicos
Além disso, divide-se em
   A. Ensaio bioquímico
   B. Ensaio celular
   C. Ensaio do sistema/do animal inteiro

A. Ensaio bioquímico
- Mecanismo de ação a nível molecular
- Ensaios de ligação aos receptores (afinidade e seletividade)
- Processamento Metabólico

B. Ensaio celular
- Culturas celulares: Penetração celular Atividade dos receptores, Transporte
- Tecidos isolados : Efeitos em tecidos específicos, Possível toxicidade
- Tecidos hepáticos : Metabolismo do medicamento Interação medicamentosa

C. Sistema/ensaio em animais inteiros
- Ratazana,Rato : Toxicidade, LD50, Eficácia específica do órgão
- Cão, Coelho, Cobaia, Macaco Farmacocinética/Dinâmica, Biodisponibilidade e Toxicidade.
- Modelos animais de laboratório para doenças: Eficácia e toxicidade

2. Caracterização físico-química
As propriedades físicas e químicas de um medicamento são fundamentais para saber como pode ser formulado/armazenado/administrado

- Solubilidade
- PKa
- Coeficiente de partição: Octanol: água
- Estabilidade
- Estrutura química: Espectroscopia de massa, RMN, cristalografia de raios X
- Impurezas : TLC, HPLC, GC, Espectroscopia de Massa
- Polimorfismo

Forma de dosagem:
Desenvolver uma avaliação da capacidade de apoio à seleção de candidatos a medicamentos
- Perfil das principais propriedades físico-químicas
- Avaliação Biofarmacêutica

Pré-formulação
- Solubilidade, estabilidade, taxa de dissolução e propriedades do estado sólido
- Triagem e seleção do sal e da forma
- Compatibilidade de excipientes

Conceção da forma de dosagem
- Convencional
- Não convencional
- Desenvolvimento de formulações, avaliação e aumento de escala

Conceção de formas de dosagem: Evolução das necessidades de formas de dosagem
- Formas de dosagem pré-clínicas (toxicologia)
- Biofarmacêutica
- Ênfase na exposição, elevada concentração de droga
- Suspensões (NaCMC), Misturas medicamento/alimento para animais
- Formas Especializadas (Iogurte)

Fase I Formas de dosagem clínica
- Biofarmacêutica Dosagem simples e flexível
- Estudos de Tolerabilidade de Dose Única/Múltipla, Voluntários Saudáveis
- Marcador de eficácia -Prova de conceito, curva de atrito
- Soluções, Pó num frasco, Cápsulas de gelatina dura

Fase II Formas de dosagem clínica
- Biofarmacêutica, Físico-Química, Processamento Maior, Estudos mais longos
- Doentes, determinação da dose e prova de conceito
- Cápsulas ou comprimidos cegos

Biofarmacêutica

- Mecanismo de ação, Órgão-alvo, Dose (Potência), Permeabilidade (Passiva, Ativa, Efluxo).
- Farmacocinética
- Absorção, Distribuição, Metabolismo, Distribuição

PEDIDO DE AUTORIZAÇÃO DE INTRODUÇÃO DE NOVOS MEDICAMENTOS EM INVESTIGAÇÃO (IND)

Após o trabalho de ensaio pré-clínico com um composto, a FDA envolve-se num programa de desenvolvimento de medicamentos para determinar se é seguro iniciar ensaios em seres humanos. Os promotores apresentam um pedido de autorização de introdução no mercado de um medicamento experimental à FDA. O composto passa a ser um medicamento experimental e está sujeito a requisitos regulamentares específicos. A aprovação do IND é passiva. O promotor pode iniciar ensaios clínicos 30 dias após a apresentação do IND, exceto se a FDA notificar a existência de problemas.

O IND contém todas as informações conhecidas sobre o composto. Em geral, o IND inclui:
- Estudos de farmacologia e toxicologia animal. Estes são os dados pré-clínicos que permitem à FDA efetuar uma avaliação da segurança para os testes iniciais em seres humanos.
- Qualquer experiência anterior com o composto em seres humanos de estudos não efectuados nos EUA.
- Informações sobre a química, o fabrico e o controlo.
- O protocolo e as informações sobre o investigador.
- Garantia de que um IRB devidamente constituído será responsável pela análise inicial e contínua do ensaio.
- As responsabilidades do CRO, caso esteja envolvido.
- Plano geral de desenvolvimento do medicamento.

O IND deve ser atualizado anualmente.

As alterações são apresentadas para quaisquer mudanças nos protocolos. Os pedidos de registo de novos medicamentos para fins de investigação são de vários tipos e podem ser apresentados por diferentes partes interessadas. Os diferentes tipos de INDs incluem os seguintes:

Investigador IND

É apresentado por um médico que inicia e conduz uma investigação e sob cuja direção imediata o medicamento experimental é administrado ou dispensado. Um médico pode apresentar um IND de investigação para propor o estudo de um medicamento não aprovado ou de um produto aprovado para uma nova indicação ou numa nova população de doentes.

Utilização de emergência IND

Isto permite que a FDA autorize a utilização de um medicamento experimental numa situação de emergência que não dá tempo para a apresentação do IND. Também é utilizado para doentes que não satisfazem os critérios de um protocolo de estudo existente.

Tratamento IND

É apresentado para medicamentos experimentais que se revelam promissores em ensaios clínicos para doenças graves ou que ameaçam imediatamente a vida, enquanto o trabalho clínico final é efectuado e revisto pela FDA. Os INDs também podem ser classificados como comerciais e não comerciais.

Um IND comercial permite que o promotor recolha os dados sobre a segurança e a eficácia clínicas necessárias para o pedido de comercialização sob a forma de um pedido de autorização de introdução no mercado de um novo medicamento (NDA).

Um IND não comercial permite que o promotor utilize o medicamento na investigação de investigações clínicas iniciais para obter os conhecimentos científicos avançados sobre o novo medicamento, não existindo qualquer plano para comercializar o produto.

O pedido de IND deve conter informações nos seguintes domínios gerais

- Informações farmacêuticas sobre a forma de dosagem, a sua composição, estabilidade, métodos de análise, etc.
- Estudos de farmacologia e toxicologia animal Dados pré-clínicos que permitam avaliar se o produto é seguro para os ensaios iniciais em seres humanos.
- Informações sobre o fabrico: Informações relativas à composição, estabilidade e controlos utilizados no fabrico da substância medicamentosa e do medicamento.
- Protocolos clínicos e informação do investigador: Protocolos pormenorizados de estudos clínicos propostos para avaliar se os ensaios da fase inicial irão expor os sujeitos a riscos desnecessários. Informações sobre as qualificações dos profissionais investigadores clínicos. Finalmente, compromissos para obter o consentimento informado dos sujeitos da investigação, para obter a revisão do estudo por uma comissão de análise institucional (IRB) e para aderir aos regulamentos relativos a novos medicamentos para investigação.

Recursos para aplicações IND:

As autoridades disponibilizaram uma série de recursos para a preparação dos IND, incluindo directrizes, princípios de revisão, políticas e procedimentos. A FDA é composta por uma série de gabinetes, cada um dos quais regula um aspeto específico da regulamentação dos medicamentos. Os vários componentes da FDA são

- Centro de Segurança Alimentar e Nutrição Aplicada
- Centro de Avaliação e Investigação de Medicamentos

- Centro de Dispositivos e Saúde Radiológica
- Centro de Avaliação e Investigação de Produtos Biológicos
- Centro de Medicina Veterinária
- Gabinete dos Assuntos Regulamentares
- Centro Nacional de Investigação Toxicológica.

Os centros acima referidos entre si regulam o seguinte:
- Alimentação (incluindo doenças de origem alimentar, nutrição, suplementos dietéticos, etc.)
- Medicamentos (incluindo medicamentos sujeitos a receita médica, de venda livre, genéricos, etc.)
- Dispositivos médicos (incluindo pacemakers, lentes de contacto, aparelhos auditivos, etc.)
- Biológicos: (Incluindo vacinas, produtos sanguíneos, etc.)
- Alimentos e medicamentos para animais (incluindo gado, animais de estimação, animais exóticos, etc.)
- Cosméticos (incluindo o fabrico, a segurança, a rotulagem, etc.)
- Produtos que emitem radiações (incluindo telemóveis, lasers, micro-ondas, etc.)
- Produtos combinados

E FORMULÁRIOS E INSTRUÇÕES

Um pedido de autorização para um novo medicamento experimental (IND) é um pedido de autorização da Food and Drug Administration (FDA) para administrar um medicamento experimental a seres humanos. Essa autorização deve ser obtida antes do envio e administração interestadual de qualquer novo medicamento que não seja objeto de um pedido aprovado de novo medicamento.

Os formulários importantes a utilizar na apresentação dos IND incluem:
- FDA 1571 Pedido de autorização de introdução de novos medicamentos em investigação
- FDA 1572 Declaração do Investigador

O FDA 1571 é simultaneamente exaustivo e auto-explicativo, ajudando os promotores a registar os dados relevantes para serem considerados pelo CDER para autorização de realização de estudos em seres humanos.

A FDA 1572 ajuda as entidades reguladoras a avaliar os investigadores, as suas instalações e o IRB, com o objetivo de verificar a segurança dos sujeitos do ensaio.

PRINCÍPIOS GERAIS DA APRESENTAÇÃO DO IND

A quantidade de informação sobre um determinado medicamento que deve ser apresentada num IND para garantir o cumprimento dos objectivos acima descritos depende de factores como a novidade do medicamento, a medida em que foi estudado anteriormente, os riscos conhecidos ou suspeitos e a fase de desenvolvimento do medicamento. A apresentação inicial do IND deve centrar-se no plano geral de investigação e nos protocolos de estudos específicos em seres humanos. As alterações subsequentes ao IND que contenham protocolos novos ou revistos devem conter informações adicionais, incluindo os resultados de estudos toxicológicos em animais ou outros estudos em seres humanos, se for caso disso.

No entanto, espera-se que os promotores exerçam uma discrição considerável relativamente ao conteúdo da informação apresentada em cada secção, dependendo do tipo de medicamento em estudo e da natureza da informação disponível. O investigador patrocinador que utiliza, como ferramenta de investigação, um novo medicamento experimental que já está sujeito a um IND ou a um pedido de comercialização do fabricante deve seguir o mesmo formato geral. se autorizado pelo fabricante, deve referir-se ao IND ou ao pedido de comercialização do fabricante ao fornecer as informações técnicas que apoiam a investigação clínica proposta. O investigador patrocinador que utiliza um medicamento experimental não sujeito a um IND ou a um pedido de comercialização do fabricante deve normalmente apresentar todas as informações técnicas que apoiam o IND, a menos que essas informações possam ser referenciadas na literatura científica.

QUESTÕES ÉTICAS NA INVESTIGAÇÃO BIOMÉDICA

A "ética", em termos simples, é definida como "normas de conduta" que distinguem entre comportamentos aceitáveis e inaceitáveis. Em relação à investigação biomédica e à publicação, tem várias perspetivas em relação às quais um investigador tem de ter conhecimentos e sensibilidade. Estas são:

- Conceção da investigação: Abordagem cuidadosa da conceção da investigação, recolha e interpretação de dados.
- Confidencialidade:Manter a confidencialidade dos sujeitos da investigação e dos registos do pessoal.
- Reconhecimento: Citar sempre a fonte; utilizar materiais científicos sem citar a fonte é plágio.
- Avanço do conhecimento: O objetivo é fazer progredir o conhecimento e a investigação e não a própria carreira. Evitar a tentação de publicar em duplicado o mesmo trabalho de investigação em diferentes revistas ou em diferentes línguas, sem uma declaração adequada para o efeito.
- Risco/benefício: Proteger os sujeitos/doentes incluídos no estudo de investigação, minimizando os riscos e maximizando os benefícios, especialmente a população vulnerável. O consentimento informado do paciente/responsável (no caso de menores) na presença de uma testemunha é absolutamente essencial para proteger os interesses dos sujeitos humanos incluídos no estudo.
- Conceção animal: Conceber experiências com animais apenas se for absolutamente necessário e significativo. Demonstrar os devidos cuidados e compaixão e minimizar a dor e o sofrimento durante as experiências

PRINCÍPIOS DE ÉTICA NA INVESTIGAÇÃO BIOMÉDICA

- Princípio da essencialidade

A investigação em curso deve ser essencial para o avanço dos conhecimentos que beneficiam os doentes, os médicos e todos os outros intervenientes nos cuidados de saúde e também para o bem-estar ecológico e ambiental do planeta.

- Princípios de voluntariedade, consentimento informado e acordo comunitário

O participante na investigação deve estar ciente da natureza da investigação e das consequências prováveis das experiências e, em seguida, deve fazer uma escolha independente, sem a influência do médico assistente, para participar ou não na investigação. Quando a investigação trata qualquer comunidade ou grupo de pessoas como participantes na investigação, estes princípios de voluntariedade e consentimento informado devem aplicar-se à comunidade como um todo e também a cada membro individual que participa na investigação ou experiência.

- Princípio da não exploração

Os participantes devem ser informados de todos os riscos envolvidos, independentemente da sua condição social e económica ou do seu nível de educação. Cada protocolo de investigação deve incluir disposições relativas à indemnização dos participantes humanos, quer através de um seguro, quer por qualquer outro meio adequado, a fim de cobrir todos os riscos previsíveis e ocultos.

- Princípio da privacidade e da confidencialidade

Todos os dados adquiridos para fins de investigação devem ser mantidos confidenciais para evitar a divulgação da identidade do participante envolvido e não devem ser divulgados sem razões jurídicas e/ou científicas válidas.

- Princípio da precaução e minimização dos riscos

Devem ser tomados os devidos cuidados e precauções em todas as fases da investigação e da experiência (desde o seu início como ideia de investigação, formulação do projeto/protocolo de investigação, realização da investigação ou experiência e sua subsequente utilização aplicativa) para prevenir os participantes na investigação de quaisquer danos e acontecimentos adversos. O CE tem de desempenhar um papel ativo na minimização dos riscos.

- Princípio da competência profissional

A investigação clínica só deve ser efectuada por pessoas competentes e qualificadas nos seus respectivos domínios.

- Princípio da responsabilidade e da transparência

O investigador deve efetuar as experiências de forma justa, honesta, imparcial e transparente, após ter revelado plenamente os seus interesses na investigação. Devem também conservar os dados da investigação, respeitando os princípios da privacidade e da confidencialidade, durante um período mínimo de 5 anos, para serem examinados pela autoridade jurídica e administrativa competente, se necessário.

- Princípio da maximização do interesse público e da justiça distributiva

Os resultados da investigação devem ser utilizados em benefício de todos os seres humanos, especialmente dos próprios participantes na investigação e/ou da comunidade de onde provêm, e não apenas dos que se encontram em melhor situação social.

- Princípio das disposições institucionais

É necessário que todas as disposições institucionais a tomar em relação à investigação e à sua utilização ou aplicações subsequentes sejam devidamente efectuadas de forma transparente.

- Princípio do domínio público

Os resultados de qualquer trabalho de investigação efectuado devem ser tornados públicos através de publicações ou outros meios. Mesmo antes da publicação, as informações pormenorizadas sobre os ensaios clínicos devem ser tornadas públicas antes do início do recrutamento através de sistemas de registo de ensaios clínicos que permitam o acesso livre em linha, como: www.ctri.in/; www.actr. org.au/; www.clinicaltrials.gov/ ou www.isrctn.org/.

- Princípio da responsabilidade total

Todas as pessoas direta ou indiretamente ligadas à investigação devem assumir a responsabilidade profissional e moral pela observância de todos os princípios, directrizes ou prescrições estabelecidos em relação à investigação.

- Princípio da conformidade

Todas as pessoas associadas ao trabalho de investigação devem respeitar as orientações relativas ao domínio específico da investigação.

Para que a investigação seja conduzida de forma ética, é necessário seguir estes doze princípios gerais estabelecidos pelo ICMR.

COMITÉ DE ÉTICA (IRB)

Um comité de ética é um comité formalmente designado para analisar e aprovar o início de um estudo de investigação clínica que envolva participantes humanos e para fornecer uma análise contínua do estudo de investigação

Institutional Review Board = Comité de Ética

Estrutura da CEI

Composição:

- Composição multidisciplinar e multissectorial
- Número de pessoas 8-12

Membros específicos do IECS:

- O presidente deve, de preferência, ser externo à instituição para manter a independência do Comité.
- O membro secretário, da mesma instituição, deve dirigir os trabalhos do Comité

Membros da CEI

- Presidente
- 1-2 cientistas médicos de base
- 1-2 clínicos de vários institutos
- Um jurista ou juiz reformado
- Um cientista social/representante de uma agência de voluntariado de ONG
- Um filósofo/ético/teólogo
- Um leigo
- Membro Secretário

As CE devem estabelecer procedimentos operacionais normalizados que indiquem

- As funções e os deveres da CE,
- Requisitos para ser membro,
- As condições de nomeação,
- As condições de nomeação,
- Os escritórios,
- Procedimentos internos, e
- Requisitos de quórum

Funções da CEI

- Proceder a uma análise competente de todos os aspectos éticos do projeto
- Efetuar a revisão sem preconceitos nem influências
- Prestar aconselhamento aos investigadores sobre todos os aspectos do bem-estar e da segurança dos participantes na investigação
- Proteger a dignidade, os direitos e o bem-estar dos potenciais participantes na investigação.
- Assegurar valores éticos universais e normas científicas internacionais em termos de valores e costumes da comunidade local.
- Contribuir para o desenvolvimento e a formação de uma comunidade de investigação que responda às necessidades locais em matéria de cuidados de saúde.

Responsabilidades de um Comité de Ética

A responsabilidade de um comité de ética é assegurar a proteção dos direitos, da segurança e do bem-estar dos participantes envolvidos na investigação clínica.

Revisão da investigação
- Efetuar uma análise inicial da investigação
- Efetuar uma revisão contínua

Documentação que os membros da CE analisam
- Protocolo
- Formulários de consentimento informado
- Procedimentos de recrutamento (por exemplo, anúncios)
- Informações escritas fornecidas aos sujeitos
- Informações de segurança
- CV do Investigador
- Informações sobre os pagamentos efectuados aos sujeitos
- Podem ser solicitados outros documentos
- Aprovação/opinião favorável
- Modificações necessárias antes da aprovação/parecer favorável
- Desaprovação/opinião negativa
- Cessação ou suspensão da aprovação prévia/parecer favorável

Funcionamento
- Os membros da CE tomam decisões em reuniões anunciadas
- O quórum deve estar presente
- Apenas os membros independentes do investigador e do patrocinador podem votar
- Apenas os membros que participam na revisão e no debate podem votar
- O investigador pode fornecer informações mas não pode votar
- Os não-membros com conhecimentos especiais podem prestar assistência

Procedimentos e registos
- Manter uma lista dos membros da CE
- Seguir os procedimentos escritos
- Conservar os registos durante, pelo menos, 3 anos após a conclusão do estudo

DIRECTRIZES ICH

O objetivo da ICH é reduzir ou evitar a necessidade de duplicar os ensaios realizados durante a investigação e desenvolvimento de novos medicamentos, recomendando formas de alcançar uma maior harmonização na interpretação e aplicação de orientações técnicas e requisitos para o registo de produtos. A harmonização conduziria a uma utilização mais económica dos recursos humanos, animais e materiais, e à eliminação de atrasos desnecessários no desenvolvimento global e na disponibilidade de novos medicamentos, mantendo simultaneamente as salvaguardas em matéria de qualidade, segurança e eficácia, e as obrigações regulamentares de proteção da saúde pública. As directrizes da ICH foram adoptadas como lei em vários países. Mas são utilizadas apenas como orientação para a Food and Drug Administration dos EUA.

Existem 4 categorias de Directrizes ICH
- Qualidade (Q)
- Segurança (S)
- Eficácia (E)
- Multidisciplinar (M)

DIRECTRIZES DE QUALIDADE (Q):
- Q1A-Q1F Estabilidade
- Validação analítica Q2
- Impurezas Q3A-Q3D
- Farmacopeia Q4-Q4B
- Q5A-Q4E qualidade dos produtos biotecnológicos
- Especificações Q6A-Q6B
- Q7 boas práticas de fabrico
- Q8 desenvolvimento farmacêutico
- Q9 gestão do risco de qualidade
- Sistema de qualidade farmacêutica Q10
- Q11 desenvolvimento e fabrico de substâncias medicamentosas
- Gestão do ciclo de vida Q12

DIRECTRIZES DE SEGURANÇA (S):
- Estudos de carcinogenicidade S1A-S1C
- Estudos de genotoxicidade S2
- S3A-S3B toxicocinética e farmacocinética
- Teste de toxicidade S4
- S5 toxicologia da reprodução
- S6 produto biotecnológico
- Estudos de farmacologia S7A-S7B
- Estudos de imunotoxicologia S8
- S9 avaliação não clínica de produtos farmacêuticos anticancerígenos
- Avaliação da foto-segurança S10
- S11 Ensaios de segurança não clínicos

DIRECTRIZES DE EFICÁCIA (E):
- E1 segurança clínica dos medicamentos utilizados em tratamentos de longa duração
- E2A-E2F farmacovigilância

- Relatório do estudo clínico E3
- Estudos de resposta à dose E4
- E5 factores etinicos
- E6 boas práticas clínicas
- Ensaio clínico E7 na população geriátrica
- E8 considerações gerais sobre o ensaio clínico
- E9 princípios estatísticos para ensaios clínicos
- E10 escolha do grupo de controlo no ensaio clínico
- Ensaio clínico E11 na população pediátrica
- E12 avaliação clínica por categoria terapêutica
- Avaliação clínica E14
- Definição de E15 em farmacogenética / farmacogenómica
- E16 qualificação de biomarcadores genómicos
- E17 ensaio clínico multirregional
- E18 metodologias de amostragem genómica

DIRECTRIZES MULTIDISCIPLINARES (M):
- Norma eletrónica M1
- Estudos de segurança não clínicos M3
- M4 documentos técnicos comuns
- Elementos de dados M5 e norma para dicionários de medicamentos
- Terapia genética M6
- M7 impurezas genotóxicas
- M8 Documento técnico comum eletrónico (e-CTD)

DIRECTRIZES GCP

As boas práticas clínicas (GOP) são uma norma de qualidade internacional fornecida pela ICH. Um organismo internacional que define normas que os governos podem transpor para regulamentos relativos a ensaios clínicos que envolvem seres humanos. Estas normas para ensaios clínicos são referidas como ICH GCP, que é uma recomendação em directrizes clínicas. As Boas Práticas Clínicas são definidas como uma norma para a Conceção, Condução, Monitorização do Desempenho, Auditoria, Registo, Análise e Comunicação de ensaios clínicos que garante que os dados e os resultados comunicados são credíveis e exactos e que os direitos, integridade e confidencialidade dos participantes no ensaio são protegidos.

Princípios da ICH-GCP
- Os ensaios clínicos devem ser conduzidos de acordo com os princípios éticos que têm a sua origem na Declaração de Helsínquia e que são consistentes com as BPC e os requisitos regulamentares aplicáveis.
- Antes de se iniciar um ensaio, os riscos e inconvenientes previsíveis devem ser ponderados em relação aos benefícios previstos para o sujeito do ensaio e para

a sociedade. Um ensaio só deve ser iniciado e continuado se os benefícios previstos justificarem os riscos.

- Os direitos, a segurança e o bem-estar dos participantes no ensaio são as considerações mais importantes e devem prevalecer sobre os interesses da ciência e da sociedade.
- A informação não clínica e clínica disponível sobre um produto experimental deve ser adequada para apoiar o ensaio clínico proposto.
- Os ensaios clínicos devem ser cientificamente sólidos e descritos num protocolo claro e pormenorizado.
- Um ensaio deve ser realizado em conformidade com o protocolo que recebeu previamente a aprovação/parecer favorável do comité de revisão institucional (IRB)/comité de ética independente (IEC).
- Os cuidados médicos prestados e as decisões médicas tomadas em nome dos sujeitos devem ser sempre da responsabilidade de um médico qualificado ou, quando apropriado, de um dentista qualificado.
- Cada indivíduo envolvido na condução de um ensaio deve ser qualificado pela sua educação, formação e experiência para desempenhar a(s) respectiva(s) tarefa(s).
- Antes da participação no ensaio clínico, deve ser obtido o consentimento livre e esclarecido de todos os participantes.
- Toda a informação relativa aos ensaios clínicos deve ser registada, tratada e armazenada de forma a permitir a sua comunicação, interpretação e verificação exactas.
- A confidencialidade dos registos que possam identificar os sujeitos deve ser protegida, respeitando as regras de privacidade e confidencialidade em conformidade com os requisitos regulamentares aplicáveis.
- Os produtos da investigação devem ser fabricados, manuseados e armazenados de acordo com as boas práticas de fabrico (BPF) aplicáveis. Devem ser utilizados em conformidade com o protocolo aprovado.
- Devem ser implementados sistemas com procedimentos que garantam a qualidade de todos os aspectos do ensaio.

CAPÍTULO 2

TIPOS E CONCEPÇÕES UTILIZADOS NA INVESTIGAÇÃO CLÍNICA

PLANEAMENTO E EXECUÇÃO DE ENSAIOS CLÍNICOS

Trajetória clínica:

Um ensaio clínico (também designado por investigação clínica) é um estudo de investigação em voluntários humanos para responder a questões de saúde específicas. Os ensaios clínicos cuidadosamente conduzidos são a forma mais rápida e segura de encontrar tratamentos que funcionam nas pessoas e formas de melhorar a saúde. Os ensaios intervencionais determinam se os tratamentos experimentais ou novas formas de utilizar terapias conhecidas são seguros e eficazes em ambientes controlados. Os ensaios observacionais abordam questões de saúde em grandes grupos de pessoas ou populações em ambientes naturais.

Participação:

Os participantes em ensaios clínicos podem desempenhar um papel mais ativo nos seus próprios cuidados de saúde, ter acesso a novos tratamentos de investigação antes de estes estarem amplamente disponíveis e ajudar outros, contribuindo para a investigação médica. Todos os ensaios clínicos têm directrizes sobre quem pode participar. A utilização de critérios de inclusão/exclusão é um princípio importante da investigação médica que ajuda a produzir resultados fiáveis. Os factores que permitem a participação de uma pessoa num ensaio clínico são designados por "critérios de inclusão" e os que impedem a participação de uma pessoa são designados por "critérios de exclusão". Estes critérios baseiam-se em factores como a idade, o sexo, o tipo e a fase da doença, o historial de tratamentos anteriores e outras condições médicas.

Alguns estudos de investigação procuram participantes com doenças ou condições a serem estudadas no ensaio clínico. Enquanto outros precisam de participantes saudáveis. É importante notar que os critérios de inclusão e exclusão não são utilizados para rejeitar pessoas pessoalmente, em vez disso, os critérios são utilizados para identificar os participantes adequados e mantê-los seguros. Os critérios ajudam a garantir que os investigadores serão capazes de responder às questões que planeiam estudar.

Processo:

O processo de ensaio clínico depende do tipo de ensaio que está a ser realizado. A equipa do ensaio clínico inclui médicos e enfermeiros, bem como assistentes sociais e outros profissionais de saúde. Eles verificam a saúde do participante no início do ensaio, dão instruções específicas para participar no ensaio, monitorizam cuidadosamente o participante durante o ensaio e mantêm-se em contacto após a conclusão do ensaio.

Alguns ensaios clínicos envolvem mais testes e consultas médicas do que o participante normalmente teria para uma doença ou condição. Em todos os tipos de ensaios, o participante trabalha com uma equipa de investigação. A participação em ensaios clínicos é mais bem sucedida quando o protocolo é cuidadosamente seguido e há um contacto frequente com a equipa de investigação.

Consentimento informado:

O consentimento informado é o processo de conhecer os factos essenciais sobre um ensaio clínico antes de decidir participar ou não. É também um processo contínuo ao longo do estudo para fornecer informações aos participantes. Para ajudar alguém a decidir se quer ou não participar, os médicos e enfermeiros envolvidos no ensaio explicam os pormenores do estudo. Se a língua materna do participante não for o inglês, pode ser prestada assistência na tradução. Em seguida, a equipa de investigação fornece um documento de consentimento informado que inclui detalhes sobre o estudo, tais como o seu objetivo, duração, procedimentos necessários e contactos-chave. Os riscos e os potenciais benefícios são explicados no documento de consentimento informado. O participante decide então se quer ou não assinar o documento.

O consentimento informado não é um contrato e o participante pode retirar-se do ensaio em qualquer altura.

Benefícios/Riscos
Benefícios:

Os ensaios clínicos bem concebidos e bem executados são a melhor abordagem para os participantes elegíveis:

- Desempenhar um papel ativo nos seus próprios cuidados de saúde.
- Obter acesso a novos tratamentos de investigação antes de estes estarem amplamente disponíveis.
- Obter cuidados médicos especializados em estabelecimentos de saúde de referência durante o julgamento.
- Ajude os outros contribuindo para a investigação médica.

Riscos:

Os ensaios clínicos apresentam riscos.

- O tratamento pode ter efeitos secundários desagradáveis, graves ou mesmo fatais.
- O tratamento pode não ser eficaz para o participante.
- O protocolo pode exigir mais do seu tempo e atenção do que um tratamento não protocolar, incluindo deslocações ao local do estudo, mais tratamentos, internamentos hospitalares ou requisitos de dosagem complexos.

Efeitos secundários e reacções adversas:

Os efeitos secundários são quaisquer acções ou efeitos indesejáveis do medicamento ou tratamento Os efeitos negativos ou adversos podem incluir dores de cabeça, náuseas, queda de cabelo, irritação da pele ou outros problemas físicos. Os tratamentos experimentais devem ser avaliados quanto aos efeitos secundários imediatos e a longo prazo.

Segurança:
     Os códigos éticos e legais que regem a prática médica também se aplicam aos ensaios clínicos. Além disso, a maior parte da investigação clínica é regulamentada a nível federal com salvaguardas incorporadas para proteger os participantes. O ensaio segue um protocolo cuidadosamente controlado, um plano de estudo que especifica o que os investigadores irão fazer no estudo. À medida que um ensaio clínico progride, os investigadores comunicam os resultados do ensaio em reuniões científicas, a revistas médicas e a várias agências governamentais. Os nomes dos participantes individuais permanecerão secretos e não serão mencionados nestes relatórios.

Seleção:
     As pessoas devem saber o máximo possível sobre o ensaio clínico e sentir-se à vontade para fazer perguntas aos membros da equipa de cuidados de saúde sobre o mesmo, os cuidados esperados durante o ensaio e o custo do ensaio. As seguintes perguntas podem ser úteis para o participante discutir com a equipa de cuidados de saúde. Estas perguntas encontram-se no documento de consentimento informado.
- Qual é o objetivo do estudo?
- Quem é que vai participar no estudo?
- Porque é que os investigadores acreditam que o novo tratamento que está a ser testado pode ser eficaz?
- Já foi testado antes?
- Que tipos de exames e tratamentos estão envolvidos?
- Como é que os possíveis riscos, efeitos secundários e benefícios do estudo se comparam com o meu tratamento atual?
- Como é que este ensaio pode afetar a minha vida quotidiana?
- Quanto tempo durará o ensaio?
- Será necessária hospitalização?

Ideias para ensaios:
     As ideias para ensaios clínicos surgem normalmente dos investigadores. Depois de os investigadores testarem novas terapias ou procedimentos em laboratório e em estudos com animais, os tratamentos com os resultados laboratoriais mais promissores são transferidos para ensaios clínicos. Durante um ensaio, obtém-se cada vez mais informação sobre um novo tratamento, os seus riscos e a sua eficácia ou não.

Patrocinadores:
     Os ensaios clínicos são patrocinados ou financiados por uma variedade de organizações ou indivíduos, como médicos, instituições médicas, fundações, grupos de voluntários e empresas farmacêuticas, para além de agências federais como os

Institutos Nacionais de Saúde (NIH), o Departamento de Defesa (DOD) e o Departamento de Assuntos dos Veteranos (VA). Os ensaios podem ter lugar numa variedade de locais, tais como hospitais, universidades, consultórios médicos ou clínicas comunitárias.

Protocolo:

Um protocolo é um plano de estudo no qual se baseiam todos os ensaios clínicos. O plano é cuidadosamente concebido para salvaguardar a saúde dos participantes, bem como para responder a questões de investigação específicas. Um protocolo descreve os tipos de pessoas que podem participar no ensaio; o calendário de testes, procedimentos, medicamentos e dosagens; e a duração do estudo. Durante um ensaio clínico, os participantes que seguem um protocolo são vistos regularmente pela equipa de investigação para monitorizar a sua saúde e determinar a segurança e eficácia do seu tratamento.

Placebo:

Um placebo é um comprimido, líquido ou pó inativo que não tem valor terapêutico. Nos ensaios clínicos, os tratamentos experimentais são frequentemente comparados com placebos para avaliar a eficácia do tratamento. Em alguns estudos, os participantes do grupo de controlo recebem um placebo em vez de um medicamento ou tratamento ativo.

Controlo/Grupo de controlo:

Um controlo é o padrão pelo qual as observações experimentais são avaliadas. Em muitos ensaios clínicos, um grupo de doentes recebe um medicamento ou tratamento experimental, enquanto o grupo de controlo recebe um tratamento padrão para a doença ou um placebo.

Tipos de ensaios clínicos:
- Os ensaios de tratamento testam novos tratamentos, novas combinações de medicamentos ou novas abordagens à cirurgia ou à radioterapia.
- Os ensaios de prevenção procuram melhores formas de prevenir doenças em pessoas que nunca tiveram a doença ou de impedir o regresso de uma doença. Estas abordagens podem incluir medicamentos, vitaminas, vacinas, minerais ou alterações do estilo de vida.
- Os ensaios de diagnóstico são realizados para encontrar melhores testes ou procedimentos para diagnosticar uma determinada doença ou patologia.
- Os ensaios de rastreio testam a melhor forma de detetar determinadas doenças ou condições de saúde

- Os ensaios de qualidade de vida (ou ensaios de cuidados de suporte) exploram formas de melhorar o conforto e a qualidade de vida dos indivíduos com uma doença crónica.

Fases dos ensaios clínicos:

Os ensaios clínicos são realizados em fases. Os ensaios em cada fase têm um objetivo diferente e ajudam os cientistas a responder a perguntas diferentes:

- Nos ensaios de Fase I, os investigadores testam um novo medicamento ou tratamento num pequeno grupo de pessoas (20 a 80) pela primeira vez para avaliar a sua segurança, determinar um intervalo de dosagem seguro e identificar efeitos secundários.
- Nos ensaios de Fase II, o medicamento ou tratamento em estudo é administrado a um grupo maior de pessoas (100 a 300) para verificar se é eficaz e para avaliar melhor a sua segurança.
- Nos ensaios de Fase III, o medicamento ou tratamento em estudo é administrado a grandes grupos de pessoas (1.000 a 3.000) para confirmar a sua eficácia, monitorizar os efeitos secundários. compará-lo com os tratamentos habitualmente utilizados e recolher informações que permitam que o medicamento ou tratamento seja utilizado com segurança.
- Nos ensaios de Fase IV, os estudos de pós-comercialização delineam informações adicionais, incluindo os riscos do medicamento. Benefícios e utilização óptima.

Protocolo de acesso alargado:

A maior parte da utilização humana de novos medicamentos experimentais tem lugar em ensaios clínicos controlados realizados para avaliar a segurança e a eficácia dos novos medicamentos. Por vezes, os doentes não se qualificam para estes ensaios cuidadosamente controlados devido a outros problemas de saúde, idade ou outros factores. Para os doentes que podem beneficiar da utilização do medicamento, mas que não se qualificam para os ensaios, os regulamentos da FDA permitem que os fabricantes de novos medicamentos experimentais proporcionem uma utilização de "acesso alargado" do medicamento.

O principal objetivo de um protocolo IND de tratamento é permitir o acesso ao novo medicamento a pessoas com doenças graves ou potencialmente mortais para as quais não existe um bom tratamento alternativo. Um objetivo secundário de um IND/protocolo de tratamento é gerar informações adicionais sobre o medicamento, em especial sobre a sua segurança. Os protocolos de acesso alargado só podem ser realizados se os investigadores clínicos estiverem a estudar ativamente o novo tratamento em estudos bem controlados ou se todos os estudos tiverem sido concluídos. Deve haver provas de que o medicamento pode ser um tratamento eficaz em doentes como os que vão ser tratados no âmbito do protocolo. O medicamento não pode expor os doentes a riscos não razoáveis, dada a gravidade da doença a tratar.

Alguns medicamentos experimentais são disponibilizados pelos fabricantes de produtos farmacêuticos através de programas de acesso alargado listados no ClinicalTrials.gov. Os protocolos de acesso alargado são geralmente geridos pelo fabricante, sendo o tratamento experimental administrado por investigadores ou médicos em prática clínica. Se você ou um ente querido estiver interessado no tratamento com um medicamento experimental ao abrigo de um protocolo de acesso alargado listado no ClinicalTrials.gov, reveja os critérios de elegibilidade do protocolo e as informações sobre a localização e informe-se através do número de Informações de contacto.

FASES DOS ENSAIOS CLÍNICOS
Definição:
Ensaio clínico": estudo sistemático de novo(s) medicamento(s) no(s) ser(es) humano(s), destinado a produzir dados para descobrir e/ou verificar os efeitos clínicos, farmacológicos (incluindo a farmacodinâmica e a farmacocinética) e/ou adversos, com o objetivo de determinar a segurança e/ou a eficácia do novo medicamento.

Classificação das várias bases de ensaios clínicos:
Existem cinco fases diferentes de ensaios clínicos, que incluem:
- Ensaios de Fase 0 (Ensaios de microdosagem)
- Ensaios de Fase I (Farmacologia Humana/ Estudos no Homem pela primeira vez)
- Ensaios de fase II (ensaios-piloto/ensaios exploratórios terapêuticos)
- Ensaios de fase III (ensaios clínicos alargados/ensaios de confirmação terapêutica)
- Ensaios de fase IV (ensaios pós-comercialização)

1. Fase 0 Ensaios clínicos/Microdosagem Ensaios clínicos:
A microdosagem, ou ensaios clínicos de fase 0 em seres humanos, é uma técnica em que doses sub farmacológicas de potenciais candidatos a medicamentos são administradas a voluntários humanos. Um estudo de microdoses fornece dados farmacocinéticos precoces em seres humanos e requer apenas ensaios pré-clínicos mínimos de segurança toxicológica.

Uma microdose é definida como um centésimo da dose farmacológica (ou dose farmacológica prevista) ou um máximo de 100 microgramas.

A microdosagem é uma inovação relativamente recente e continua a existir um certo grau de incerteza quanto ao facto de uma dose tão pequena prever adequadamente a farmacocinética da dose terapeuticamente ativa

As características distintivas incluem
- A administração de doses subterapêuticas únicas do medicamento em estudo a um pequeno número de indivíduos (10 a 15)

- O objetivo é recolher dados preliminares sobre a farmacocinética e a farmacodinâmica dos agentes
- Não fornece dados sobre a segurança ou a eficácia
- É feito para classificar os candidatos a medicamentos, a fim de decidir qual tem os melhores parâmetros farmacocinéticos em seres humanos para avançar para um maior desenvolvimento

2. Ensaios de fase I

Os ensaios de fase I têm como objetivo demonstrar a segurança de uma nova terapêutica ou combinação de terapêuticas. A maioria dos estudos de fase I são realizados com pequenos grupos sucessivos de doentes tratados com doses crescentes para definir quais os efeitos secundários que ocorrem e a que nível de dose

Objetivo: Determinar a SEGURANÇA do medicamento experimental.
Outros objectivos incluem determinar,
- Dose Máxima Tolerada (MTD)
- Farmacocinética
- Farmacodinâmica
- Medição precoce da atividade do fármaco

Desenho do estudo: Estudo não cego e não controlado
Sujeitos envolvidos:
- Geralmente, são recrutados para participar nos ensaios de Fase I voluntários normais sem doenças de confusão ou medicamentos concomitantes.
- Com agentes anti-neoplásicos e para certos estados de doença e para evitar ensaios em indivíduos normais, pode ser preferível iniciar ensaios numa população de doentes.

N.º de indivíduos: 20 a 60
Duração dos estudos: Vários meses

3. Ensaios de fase II

Os estudos de Fase II são concebidos para explorar a eficácia terapêutica de um tratamento ou medicamento em pessoas que sofrem da doença que o medicamento se destina a tratar. São por vezes designados por ensaios exploratórios terapêuticos e tendem a ser de maior escala do que os ensaios de Fase I. Muitos medicamentos experimentais que falham tendem a fazê-lo durante os ensaios de Fase II.

Objetivo:
- Demonstrar a eficácia numa determinada doença
- Um objetivo importante para esta fase é determinar a(s) dose(s) e o regime para os ensaios de Fase III.
Os objectivos adicionais dos estudos de Fase II podem incluir :

- Avaliação dos potenciais parâmetros do estudo
- Avaliação dos regimes terapêuticos (incluindo medicamentos concomitantes)
- Avaliação de populações-alvo (por exemplo, doença ligeira versus doença grave) para estudos posteriores na Fase II ou III

Desenho do estudo: Simples cego, controlado por placebo
Sujeitos envolvidos:

- Os sujeitos dos ensaios de Fase II são doentes com a doença ou situação clínica que está a ser examinada.
- Devem ser saudáveis em termos da sua doença e estar isentos de outras doenças médicas graves.

Duração dos estudos: Poucos meses ou até vários anos
N.º de objectos: 60-200

Os ensaios de Fase II podem ser divididos em Fase IIA e Fase IIB, embora por vezes ambas sejam combinadas.

A Fase IIA foi concebida para avaliar os requisitos de dosagem, ou seja, a quantidade de medicamento que os doentes devem receber e até que ponto é considerado seguro. As avaliações de segurança efectuadas na Fase I podem ser repetidas num grupo maior de indivíduos. Como estão envolvidos mais indivíduos, alguns podem sofrer efeitos secundários que nenhum dos indivíduos da Fase I sofreu. Os investigadores pretendem saber mais sobre a segurança, os efeitos secundários e a forma de os gerir.

Os estudos de fase IIB centram-se na eficácia do medicamento, ou seja, na forma como este actua nas doses prescritas. Os investigadores podem também estar interessados em descobrir quais os tipos de uma doença ou patologia específica que seriam mais adequados para o tratamento.

3. Ensaios de fase III

Os ensaios de fase III são a última fase antes da aprovação clínica de um novo medicamento ou dispositivo. Nesta fase, existirão provas convincentes da segurança do medicamento ou dispositivo e da sua eficácia no tratamento de pessoas que sofrem da doença para a qual foi desenvolvido. Estes estudos devem ter como objetivo fornecer uma base adequada para a aprovação da comercialização. Os estudos da fase III podem também explorar mais aprofundadamente as relações dose-resposta (relações entre a dose, a concentração do medicamento no sangue e a resposta clínica), a utilização do medicamento em populações mais vastas, em diferentes fases da doença ou a segurança e eficácia do medicamento em combinação com outro(s) medicamento(s).

Objetivo:

- Os ensaios de Fase IIa são concebidos para obter informações sobre a segurança e a eficácia num grande número de doentes.
- A Fase III destina-se a confirmar as provas preliminares acumuladas na Fase II de que um medicamento é seguro e eficaz para utilização na indicação e na população destinatária pretendidas

Desenho do estudo: Randomizado controlado, duplo-cego, cruzado sobre desenhos sujeitos envolvidos: Os sujeitos da Fase 3 são doentes que apresentam a doença em estudo e são seleccionados a partir de uma população maior de doentes
Duração dos estudos: Os estudos de Fase IIa tendem a ser mais longos, com uma duração de um a quatro anos.

Fase IIIb (Ensaios em grande escala):
Objetivo:
- O objetivo dos ensaios de fase IIIb é ganhar experiência com o agente experimental num grande número de indivíduos que reflictam a população geral em risco.
- Por conseguinte, os ensaios são menos rigorosamente controlados. Todos os indivíduos podem estar a receber um medicamento experimental e os critérios de entrada são mais flexíveis, sendo incluído um maior número de doentes

Sujeitos envolvidos: Os sujeitos dos ensaios de fase IIIb provêm de uma população de doentes maior e heterogénea. A população de sujeitos pode concentrar-se em doenças concomitantes específicas para delinear melhor a segurança do medicamento.

Duração dos estudos: Os estudos de fase IIIb duram um a quatro anos e são utilizados para recolher dados adicionais sobre o agente de investigação

Pedido de NDA
Após a conclusão bem sucedida das três fases dos ensaios clínicos em seres humanos, a empresa analisa todos os dados e apresenta uma NDA à FDA se os dados demonstrarem segurança e eficácia. A NDA deve conter toda a informação científica que a empresa reuniu sobre o composto. As NDAs podem exceder 100.000 páginas ou mais. De acordo com a legislação, a FDA tem seis meses para analisar um pedido de NDA.

4. Ensaios de fase IV
Após as três fases dos ensaios clínicos e depois de o tratamento ter sido aprovado para comercialização, pode haver uma quarta fase para estudar os efeitos a longo prazo dos medicamentos ou do tratamento ou para estudar o impacto de outro fator em combinação com o tratamento (por exemplo, se um determinado medicamento reduz a agitação). Normalmente, estes ensaios são patrocinados por empresas farmacêuticas e descritos como Farmacovigilância.

Objetivo:

- Os ensaios de fase IV são realizados por várias razões: para colocar o medicamento no mercado (estudos de "sementeira"), para fazer pedidos de comercialização, para estudos farmacoeconómicos, para estudos de qualidade de vida ou para vigilância de acontecimentos adversos inesperados ou raros.
- Os ensaios de fase IV incluem estudos adicionais de interação medicamentosa, de resposta à dose ou de segurança e ensaios concebidos para apoiar a utilização no âmbito da(s) indicação(ões) aprovada(s), por exemplo, estudos de mortalidade/morbilidade, estudos epidemiológicos, etc.

Desenho do estudo: Não controlado; Observacional
Sujeitos envolvidos: Os sujeitos dos ensaios de Fase IV são retirados da população em geral com a doença específica. Outras condições são definidas pelo objetivo do protocolo.
Duração dos estudos: A duração dos ensaios de Fase IV é determinada pelo objetivo do estudo e pode ser indefinida, como no caso da vigilância pós-comercialização.

ESTUDOS DE BIODISPONIBILIDADE

Biodisponibilidade:
    Medição da quantidade relativa e da velocidade a que o medicamento, a partir da forma de dosagem administrada, atinge a circulação sistémica e fica disponível no local de ação

Fração biodisponível (F):
Refere-se à fração da dose administrada que entra na circulação sistémica.
    F=Dose   bio disponível /Dose administrada

Biodisponibilidade absoluta:
    Compara a biodisponibilidade do fármaco ativo na circulação sistémica após administração não intravenosa com a do mesmo fármaco após administração intravenosa
    Para medicamentos administrados por via intravenosa, a biodisponibilidade é de 100%

Biodisponibilidade relativa:
    Compara a biodisponibilidade de uma formulação (A) de um determinado medicamento
Quando comparado com outra formulação (B) do mesmo medicamento, geralmente (B) um padrão estabelecido.

Objectivos dos estudos de biodisponibilidade:
 É importante no
- Fases primárias do desenvolvimento da forma de dosagem de uma nova entidade medicamentosa para encontrar a sua utilidade terapêutica.
- Determinação da influência dos excipientes na absorção.
- Desenvolvimento de novas formulações de medicamentos existentes.
- Controlo da qualidade dos medicamentos e influência dos factores de processamento, armazenamento e estabilidade na absorção.
- Comparação de medicamentos em diferentes formas de dosagem ou na mesma forma de dosagem de diferentes fabricantes.

Métodos de medição da biodisponibilidade:
Método farmacocinético
1. Estudo temporal do nível plasmático
    Traçar con. Vs tempo gráfico
2. Estudos de excreção urinária:
    Este método baseia-se no princípio de que a excreção urinária do fármaco inalterado é diretamente proporcional à concentração plasmática do fármaco.
 Pode ser efectuada se
- Pelo menos 20% da dose administrada é excretada inalterada na urina.
- Medicamentos que são extensivamente excretados inalterados na urina, por exemplo, diuréticos tiazídicos
- Medicamentos que têm a urina como local de ação, por exemplo, anti-sépticos urinários como a nitrofurontoína.

Métodos farmacodinâmicos
 1. Resposta farmacológica aguda:
    Quando a medição da biodisponibilidade por métodos farmacocinéticos é difícil, imprecisa ou não reprodutível, este método é utilizado. Por exemplo, ECG, diâmetro da pupila, etc.
    Pode ser determinada por gráficos de dose-resposta. As respostas medem-se durante pelo menos 3 meias-vidas.

 Desvantagens:
- Tende a ser mais variável.
- A resposta observada pode ser devida a um metabolito ativo cuja concentração não é proporcional à concentração do medicamento original.

 2. Resposta terapêutica:
    Este método baseia-se na observação da resposta clínica dos doentes.

Desvantagens:
- O estado fisiológico do sujeito assume que não se altera significativamente ao longo da duração do estudo.
- Se não estiverem envolvidos protocolos de doses múltiplas. O doente recebe apenas uma dose única durante alguns dias ou uma semana
- O doente que recebe mais do que um tratamento medicamentoso pode ficar comprometido devido à interação medicamentosa.

Factores que afectam a biodisponibilidade:
1. Propriedades físicas do medicamento
- Estado físico
- Solubilidade em lípidos ou em água
2. Formas de dosagem
- Tamanho das partículas:
  - Importante para fármacos pouco solúveis.
  - Diminuir o tamanho, aumentar a absorção, diminuir a dose.
  - Se diminuir a absorção necessária, aumentar o tamanho.
3. Factores fisiológicos
- Ionização
- PH do fluido
4. Tempo de trânsito GI
- Esvaziamento gástrico prolongado
- Aumentar a atividade peristáltica
- Atividade peristáltica excessiva
- Estado federal
- Metabolismo de primeira passagem
- Presença de outro agente
- Estado da doença

ESTUDOS DE BIOEQUIVALÊNCIA

Definição:
Refere-se à substância medicamentosa em duas ou mais formas de dosagem idênticas, que atinge a circulação sistémica à mesma velocidade e na mesma extensão relativa.
ou seja, os seus perfis de concentração plasmática e de tempo serão idênticos, sem diferenças estatísticas significativas.

Objectivos: - os mesmos que os estudos de biodisponibilidade

Vantagens:
- Minimiza o efeito da variabilidade entre sujeitos.
- Minimiza o efeito de transferência.

- Requer um número menor de sujeitos para obter resultados significativos.

Desvantagens:
- Requer mais tempo para completar os estudos.
- A conclusão dos estudos depende do número de formulações avaliadas nos estudos.
- O aumento do período de estudo conduz a um elevado número de desistências de disciplinas.
- A ética médica não permite demasiados ensaios num sujeito de forma contínua durante um longo período de tempo.

Tipo de estudos de bioequivalência:
- In vivo
- In vitro

1. Estudos in vivo
A seguinte sequência de critérios é útil para avaliar a necessidade de estudos in vivo:
1. Produtos orais de libertação imediata com ação sistémica
   o Indicado para situações graves que exijam uma resposta segura.
   o Margem terapêutica estreita.
   o Propriedades físico-químicas desfavoráveis, por exemplo, baixa solubilidade, modificação metaestável, instabilidade, etc.
   o Provas documentadas de problemas de biodisponibilidade.
2. Produtos de libertação imediata não orais.
3. Produtos de libertação modificada com ação sistémica.

Os estudos de bioequivalência in vivo são efectuados da forma habitual, tal como se refere aos estudos de biodisponibilidade,
ou seja, os métodos farmacocinéticos e farmacodinâmicos.

1. Métodos farmacocinéticos
   a) Estudos de nível plasmático-temporal
   b) Excreção urinária
2. Métodos farmacodinâmicos
   a) Resposta farmacológica aguda
   b) Resposta terapêutica

2. Estudos in vitro
Estudos comparativos de dissolução in vitro. Bioequivalência in vivo em determinadas circunstâncias, designadas por bioisenções.
1. O medicamento difere apenas na dosagem das substâncias activas que contém, desde que se verifiquem as seguintes condições

o A farmacocinética é linear

o A composição qualitativa é a mesma.

o A relação entre a substância ativa e os excipientes é a mesma, ou (no caso de dosagens pequenas) a relação entre os excipientes é a mesma.

o Ambos os produtos são produzidos pelo mesmo fabricante no mesmo local de produção.

o Foi efectuado um estudo de biodisponibilidade ou de bioequivalência com um produto original.

2. O medicamento foi ligeiramente reformulado ou o método de fabrico foi ligeiramente modificado pelo fabricante original de uma forma que se pode argumentar convincentemente ser irrelevante para a biodisponibilidade.

3. O medicamento satisfaz todos os requisitos seguintes

o O produto apresenta-se sob a forma de solução ou de forma solubilizada (elixir, xarope, tintura, etc.).

o O produto contém o ingrediente ativo na mesma concentração que o medicamento aprovado.

o O produto não contém excipientes conhecidos por afectarem significativamente a absorção do ingrediente ativo.

Bioequivalência Conceção do estudo experimental:
- Aleatorização completa
- Desenhos de blocos aleatórios
- Medidas repetidas, desenhos cruzados e de transferência
- Desenhos de quadrados latinos

TÉCNICAS DE ALEATORIZAÇÃO

Randomização

A aleatorização é o processo de atribuição dos participantes do ensaio clínico aos grupos de tratamento. A aleatorização dá a cada participante uma hipótese conhecida (igual) de ser atribuído a qualquer um dos grupos. Uma randomização bem-sucedida requer que a atribuição do grupo não possa ser prevista com antecedência.

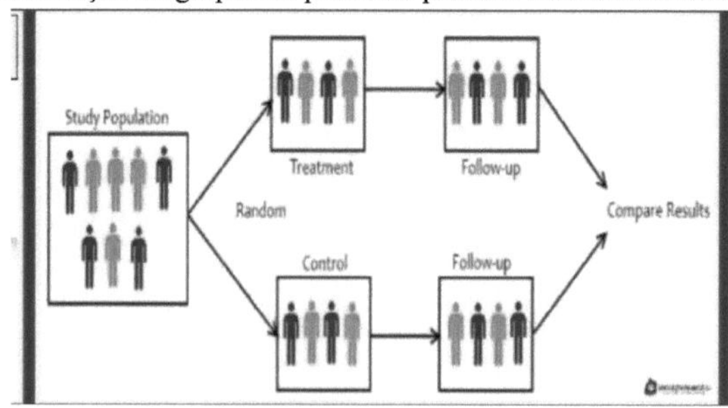

OBJECTIVO DA ALEATORIZAÇÃO

- Objetivo principal

  Para evitar enviesamentos na afetação dos sujeitos aos grupos de tratamento.

- Objetivo secundário

  Para obter comparabilidade entre os grupos.

Necessidade de aleatorização

Se, no final de um ensaio clínico, se verificar uma diferença nos resultados entre dois grupos de tratamento (intervenção e controlo), as possíveis explicações para esta diferença incluem

- A intervenção tem um efeito real.
- A diferença de resultados deve-se exclusivamente ao acaso
- Existe uma diferença sistemática (ou viés) entre os grupos devido a outros factores que não a intervenção.

Critérios de aleatorização

1. Imprevisibilidade

- Cada participante tem a mesma hipótese de receber qualquer uma das intervenções.
- A atribuição é efectuada através de um mecanismo aleatório, de modo a que nem o participante nem o investigador saibam antecipadamente qual será atribuído.

2. Balanço

- Os grupos de tratamento têm uma dimensão e constituição semelhantes, são iguais em todos os aspectos importantes e apenas diferem na intervenção que cada grupo recebe.

3. Simplicidade

- Fácil de implementar pelo investigador/pessoal

PREOCUPAÇÃO:-

O enviesamento é o erro sistemático que ocorre na conceção, na condução ou na análise de um estudo, que resulta numa medida errada de associação. Existem três tipos de enviesamentos

1. Viés de seleção

O enviesamento de seleção é um erro sistemático que ocorre na fase em que são seguidos procedimentos inadequados no recrutamento de indivíduos para o estudo.

2. Enviesamento da informação

O viés de informação é outro erro sistemático que ocorre na fase de recolha de dados, em que as informações recolhidas são inexactas, podendo ser ao nível da exposição, do resultado ou de outros factores.

- Enviesamento dos doentes
- Preconceito do prestador de cuidados
- Viés do avaliador
- Preconceito laboratorial

- Viés de análise e interpretação

3. Confundir

O fator de confusão é o terceiro tipo de viés, em que uma caraterística específica (que está associada à exposição e é um fator de risco para o resultado) conduz a uma medida errada da associação.

TIPOS DE ALEATORIZAÇÃO

- aleatorização simples
- Aleatorização restrita
- Bloqueio
- Estratificação
- Randomização minimizada

ALEATORIZAÇÃO SIMPLES

A abordagem de aleatorização é simples e fácil de implementar numa investigação clínica. Numa investigação clínica de grande dimensão, pode confiar-se na aleatorização simples para gerar números semelhantes de sujeitos entre os grupos. No entanto, os resultados da aleatorização podem ser problemáticos numa investigação clínica com um tamanho de amostra relativamente pequeno, resultando num número desigual de participantes entre os grupos.

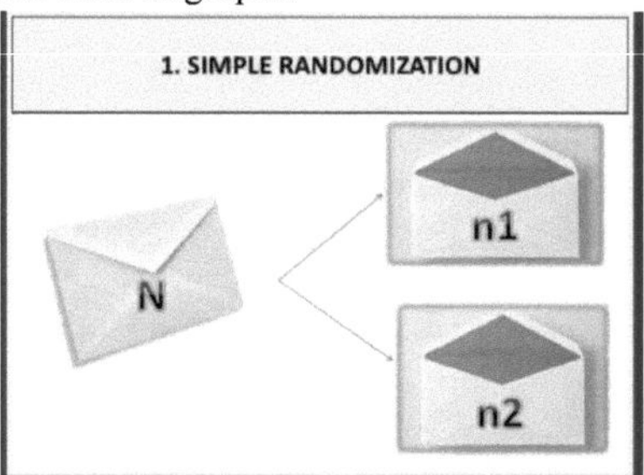

Se houver 50 (N) indivíduos, os planos de tratamento são divididos igualmente, ou seja, 25 (n1) e 25 (n2). De modo que n1+n2= N.

O método básico de aleatorização simples consiste em lançar uma moeda ao ar Sequência gerada por computador. Por exemplo, com dois grupos de tratamento (controlo versus tratamento), o lado da moeda (i.e., controlo cara, tratamento coroa) determina a atribuição de cada sujeito.

ALEATORIZAÇÃO EM BLOCO

A aleatorização em bloco é normalmente utilizada na situação de dois tratamentos em que os tamanhos das amostras para os dois tratamentos devem ser iguais ou aproximadamente iguais. O processo envolve o recrutamento de participantes em blocos curtos e a garantia de que metade dos participantes em cada bloco são afectados ao tratamento "A" e a outra metade ao "B":

AABB, BAAB, ABAB, BABA, ABBA, BBAA

O passo seguinte é selecionar aleatoriamente entre estes seis blocos diferentes para cada grupo de quatro participantes recrutados. A seleção aleatória pode ser feita utilizando uma lista de números aleatórios gerados através de software estatístico, por exemplo, SPSS, Excel, Minitab, Stata, SAS. A dimensão do bloco depende do número de tratamentos. O tamanho do bloco não é indicado no protocolo, pelo que os clínicos e os investigadores não têm conhecimento do tamanho do bloco.

ALEATORIZAÇÃO ESTRATIFICADA

O método de aleatorização estratificada aborda a necessidade de controlar e equilibrar a influência das covariáveis. Este método pode ser utilizado para alcançar o equilíbrio entre grupos em termos de características de base dos sujeitos (covariáveis). Exemplos típicos de tais factores são o grupo etário, a gravidade da doença e o canal de tratamento. A estratificação significa simplesmente ter esquemas de aleatorização em bloco separados para cada combinação de características ("statum"). O ensaio pode não ser válido se não estiver bem equilibrado entre os factores de prognóstico.

SR significa bloco dentro de bloco Por exemplo, Grupo etário: < 40, 41-60, >60; Sexo: M, F

Para 6 doentes num bloco, o número total de estratos = 3 x 2 = 6.

- Produz grupos comparáveis em relação a determinadas características (por exemplo, sexo, idade, raça, gravidade da doença), produzindo assim testes estatísticos válidos.
- O tamanho do bloco deve ser relativamente pequeno para manter o equilíbrio em pequenos estratos.
- Um maior número de variáveis de estratificação ou um maior número de níveis dentro dos estratos leva a um menor número de doentes por estrato.
- Os indivíduos devem ter medições de base efectuadas antes da aleatorização.
- Os grandes ensaios clínicos não utilizam a estratificação

RANDOMIZAÇÃO MINIMIZADA

Este método pode ser utilizado quando o estudo é suficientemente pequeno e a aleatorização simples não permite obter grupos equilibrados. Note-se que os métodos determinísticos de atribuição, como a data de nascimento ou a atribuição alternada a cada grupo, não são considerados aleatórios.

Utilizando este método, o primeiro doente é verdadeiramente atribuído aleatoriamente para cada doente subsequente, a atribuição do tratamento é identificada. O que minimiza o desequilíbrio entre os grupos nessa altura.

Ensaios aleatórios controlados

A força do RCT reside no processo de aleatorização que é exclusivo deste tipo de desenho de estudo epidemiológico. De um modo geral, num ensaio controlado aleatório. Os participantes no estudo são distribuídos aleatoriamente por um de dois grupos: o grupo experimental que recebe a intervenção que está a ser testada e um grupo de comparação (controlos) que recebe um tratamento convencional ou placebo. Estes grupos são depois seguidos prospectivamente para avaliar a eficácia da intervenção em comparação com o tratamento padrão ou placebo.

Vantagens do ensaio de controlo aleatório (RCT):
- Elimina a confusão tende a criar grupos que são comparáveis para todos os factores que influenciam o resultado. conhecidos, desconhecidos ou difíceis de medir. Por conseguinte, a única diferença entre os grupos deve ser a intervenção.
- Elimina o viés de seleção.
- Dá validade aos testes estatísticos baseados na teoria das probabilidades.
- Este tipo de estudo permite efetuar inferências causais, ou seja, constitui a prova empírica mais forte da eficácia de um tratamento.
- A aleatorização torna os grupos comparáveis de acordo com factores conhecidos e desconhecidos.
- Considerado o padrão de ouro: mais publicável.

Desvantagens do ensaio de controlo aleatório (RCT):
- Não garante a existência de grupos comparáveis, uma vez que as diferenças nas variáveis de confusão podem surgir por acaso.
- O cálculo do poder pode exigir amostras de grande dimensão, o que requer mais recursos por parte dos investigadores.
- Os ensaios que testam a eficácia podem não ser amplamente aplicáveis. Os ensaios que testam a eficácia são maiores e mais
caro.
- Algumas investigações não podem ser eticamente realizadas como um RCT.

Cegamento em ensaios controlados aleatórios
A ocultação é um processo em que a informação crítica sobre a atribuição do tratamento é ocultada aos doentes, ao observador ou ao avaliador do estudo.
- Cegueira simples
- Dupla ocultação
- Cegueira tripla

TIPO DE PROJECTOS DE INVESTIGAÇÃO
INVESTIGAÇÃO
"É uma pesquisa científica e sistemática de informação pertinente sobre um tema específico. Segundo o Dicionário Oxford (1952). "Um inquérito cuidadoso, especialmente através da procura de novos factos em qualquer ramo do conhecimento"

OBJECTIVOS DA INVESTIGAÇÃO
- Familiarizar-se com um fenómeno
- Revelar com exatidão as características de um determinado indivíduo, situação ou grupo
- Determinar a frequência com que algo ocorre ou com que está associado a outra coisa
- Identificar a relação casual entre variáveis

O QUE É UM PROJECTO DE INVESTIGAÇÃO?
- Enquadramento ou plano de um estudo
- Utilizado como guia na recolha e análise de dados
- Um modelo a seguir para a realização de um estudo
- A conceção de um estudo é um plano ou protocolo específico para a realização do estudo, que permite ao investigador traduzir a hipótese concetual numa hipótese operacional

TIPOS DE PROJECTOS DE INVESTIGAÇÃO
Com base no método de controlo
      I. Experimental (não interventiva)
- Quase experimental

      Il. Observacional (intervenção)
- Coorte
- Controlo de casos
- Secção transversal

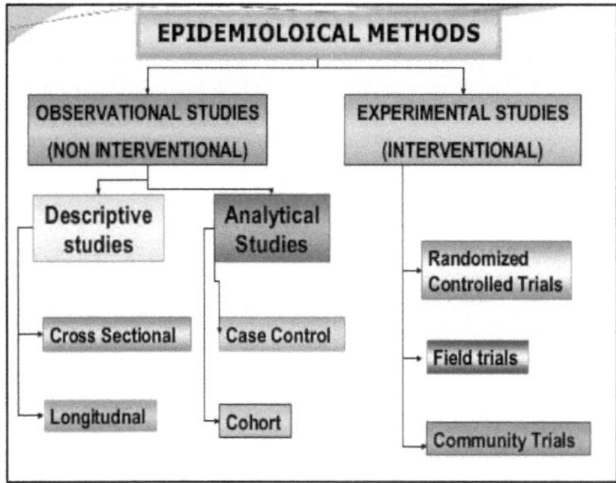

I.   EXPERIMENTAL

Os indivíduos são distribuídos aleatoriamente por pelo menos 2 grupos. Um grupo é objeto de uma intervenção ou de uma experiência, enquanto o outro grupo não é. Em seguida, o resultado da Intervenção é obtido através da comparação dos 2 grupos. Um ensaio clínico é um estudo epidemiológico em que os participantes são seleccionados com base no seu estado de exposição. Tal como um estudo de coorte. A única diferença entre um estudo de coorte e um ensaio clínico é o facto de os estudos de coorte serem de natureza observacional (o investigador não intervém na atribuição da exposição), enquanto um ensaio clínico é de natureza experimental (o investigador intervém e é ele que atribui a exposição aos sujeitos). Esses ensaios clínicos são um estudo prospetivo em que uma intervenção é atribuída a diferentes grupos de sujeitos e é permitida ao longo do tempo para identificar aqueles que desenvolvem o resultado em consideração.

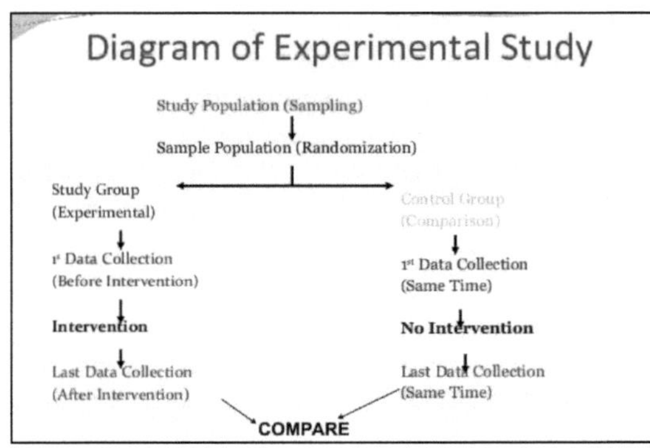

Características ou elementos do projeto experimental
1. Manipulação
2. Controlo
3. Randomização

Vantagens
- Estabelece melhor as relações de causa e efeito

Desvantagens
- Artificialidade das experiências
- Viabilidade
- Não é ético

Tipos de projectos experimentais
- Verdadeiro-Experimental (Simples)
- Quasi-Experimental
- Pré-experimental

Aleatorização, Controlo e Manipulação
Verdadeiro exp..: Todos 3: R C M
Quase-exp: M + R ou C
Pré-exp: M, sem R e sem C

ESTUDOS QUASE EXPERIMENTAIS
Os estudos quasi-experimentais também examinam resultados; no entanto, não envolvem a atribuição aleatória de participantes a grupos de tratamento e de controlo

Um estudo quasi-experimental pode comparar resultados de indivíduos que recebem actividades do programa com resultados de um grupo semelhante de indivíduos que não recebem actividades do programa. Este tipo de estudo também pode comparar os resultados de um grupo de indivíduos antes e depois do envolvimento do grupo num programa (conhecido como "conceção pré-teste/pós-teste").

Neste caso, falta pelo menos uma caraterística de uma verdadeira experiência. Pode ser uma delas:

- Falta de aleatorização
- Ausência de grupo de controlo separado

No entanto, isto inclui sempre a manipulação de uma variável independente que serve de intervenção

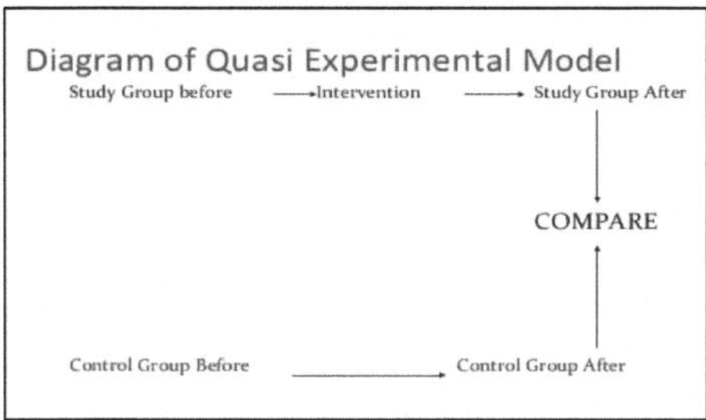

Embora as avaliações quase-experimentais não possam provar que um programa causa uma mudança nos resultados, elas podem, no entanto, ser muito valiosas, fornecendo

- Informações descritivas sobre a população servida
- Informações que sugerem se as mudanças previstas estão a ocorrer
- Dados que sugerem a magnitude da mudança que está a ocorrer ao longo do tempo
- Informação sobre se as mudanças previstas estão a ocorrer em alguns subgrupos e não noutros

Quando é que é adequado realizar um estudo quase experimental em vez de uma avaliação por atribuição aleatória?

- Se a atribuição aleatória não for viável
- Se a atribuição aleatória não for ética ou se houver oposição da comunidade ou dos financiadores
- Se a atribuição aleatória não for viável
- Se um programa ainda estiver a ser desenvolvido
- Se o conjunto de potenciais participantes for demasiado pequeno para preencher tanto um grupo de tratamento como um grupo de controlo
- Se for impossível evitar a "contaminação" do grupo de controlo
- Se um estudo de atribuição aleatória for contaminado

Avaliações de resultados quase-experimentais
- Comparação com um grupo ou comunidade semelhante
- Comparação com indivíduos homólogos
- Uma conceção pré-teste/pós-teste, em que o indivíduo é a sua própria comparação
- Utilização de métodos estatísticos para controlar as variáveis medidas e não medidas

II.OBSERVACIONAL

Num estudo observacional, o sujeito a ser observado escolhe se quer ou não ser incluído no estudo. Os erros susceptíveis de ocorrer incluem as diferenças no perfil dos sujeitos, uma vez que variáveis como a idade, a história familiar de doença, a causa e a gravidade da doença, etc., podem não estar definidas.

- Estudos de observação agregada
- Estudos de observação individual

No estudo observacional individual, os doentes/sujeitos são observados individualmente e são reunidos em grupos com base no resultado ou na exposição ou em ambos. Consoante a base do agrupamento, o estudo observacional individual é subclassificado como

1) Controlo de casos
2) Coorte
3) Secção transversal.

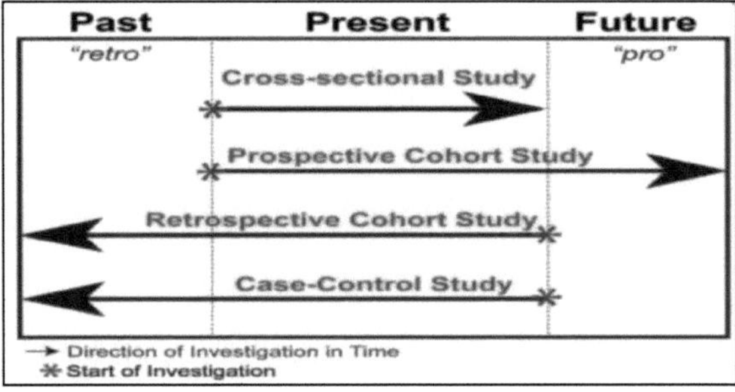

1. CONTROLO DE CASO (retro sético)

O estudo de caso-controlo envolve a reunião de sujeitos em grupos com base no resultado encontrado nesses sujeitos. Compara os sujeitos com o resultado em questão (doença/condição em que o grupo se comporta como um grupo de "caso") com os sujeitos sem o resultado (o grupo actua como um controlo).

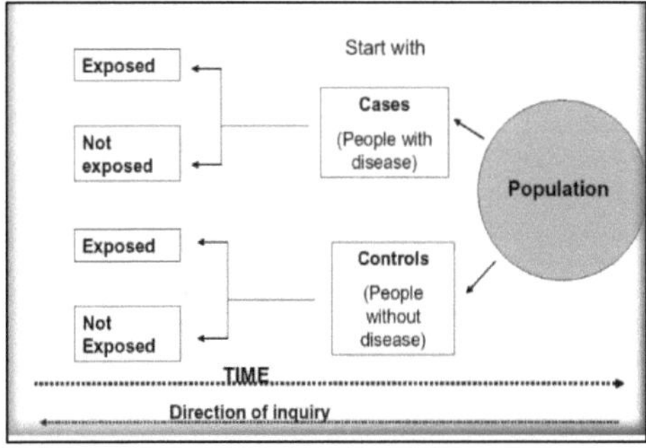

Vantagens do estudo de caso-controlo
- Relativamente fácil de executar
- Rápido e económico
- Particularmente adequado para investigar doenças raras
- Sem risco para o sujeito
- Revela o estudo de vários factores etiológicos diferentes
- Podem ser identificados factores de risco
- Sem acompanhamento no futuro
- Problemas éticos mínimos

Desvantagens do estudo de caso-controlo
- Problemas de parcialidade
- A seleção de um grupo de controlo de casos adequado pode ser difícil
- Não é possível medir a incidência, apenas se mede o risco relativo (é difícil distinguir entre causas e factores associados)

2. COHORT

Num estudo de coorte, um grupo de indivíduos expostos a um fator de risco (grupo de estudo) é comparado com um grupo de indivíduos não expostos ao fator de risco (grupo de controlo).

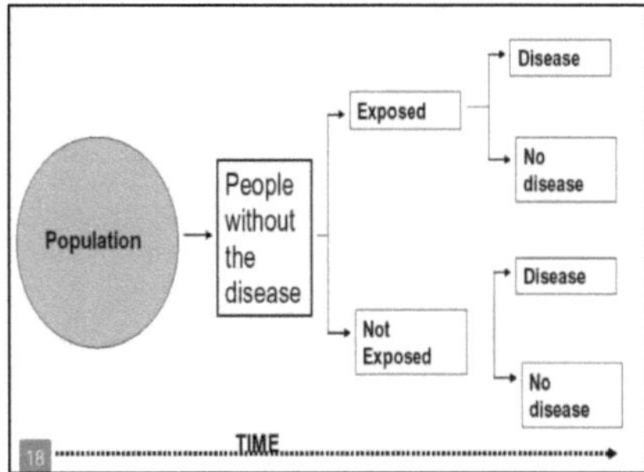

Vantagens do estudo de coorte
- Não há preconceitos
- O risco pode ser calculado porque a incidência pode ser calculada
- É eficaz para estudar exposições raras
- Permite o estudo da história natural da doença
- Ajuda a determinar a relação temporal entre o fator etiológico e a doença

Desvantagens do estudo de coorte
- Demora muito tempo
- É caro
- É necessário um grande número de sujeitos
- Poderá haver alterações nos métodos padrão ou nos critérios de diagnóstico

Tipos de estudos de coorte:
1. Coorte prospetiva (simultânea; estudo longitudinal)
2. Estudo de coorte retrospetivo (coorte histórica; coorte prospetiva não concomitante).
3. Restrito (exposição limitada)

1. Coorte prospetiva

Coorte prospetivo caracterizado pela determinação dos níveis de exposição (expostos vs. não expostos) na linha de base (presente) e seguido para a ocorrência de doença no futuro. Os grupos deslocam-se no tempo à medida que envelhecem. Também designada por
- longitudinal
- concorrente
- estudos de incidência

Olhando para o futuro

Exemplo: Estudo da doença coronária

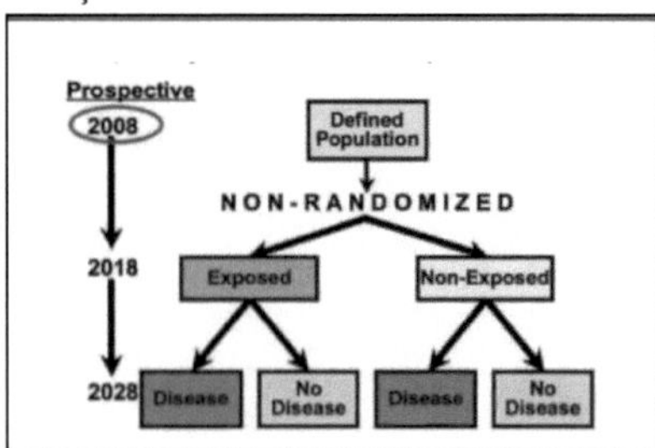

Vantagens dos estudos de coortes prospectivos
- Grandes dimensões das amostras

- Certas doenças ou factores de risco visados
- Pode ser utilizado para provar a relação causa-efeito
- Avaliar a magnitude do risco
- Número e proporção de casos que podem ser evitados
- Exaustividade e exatidão
- Oportunidade de evitar a condição que está a ser estudada
- A qualidade dos dados é elevada
- Considera as variações sazonais e outras variações durante um longo período
- Acompanha os efeitos do processo de envelhecimento

Desvantagens dos estudos de coortes prospectivos
- São necessárias grandes populações de estudo
- não é fácil encontrar temas
- Caro
- Variáveis imprevisíveis
- Resultados não extrapolados para a população em geral Os resultados do estudo são limitados
- Demora/resultados atrasados
- Requer uma conceção e condições rígidas
- Sujeitos perdidos ao longo do tempo (desistências)
- Os custos são elevados
- Logisticamente exigente
- Manter a qualidade, a validade, a exatidão e a fiabilidade pode ser um problema

2. Retrospetiva

Utiliza dados históricos para determinar o nível de exposição numa determinada linha de base no passado e, em seguida, determinar o estado subsequente da doença no presente.

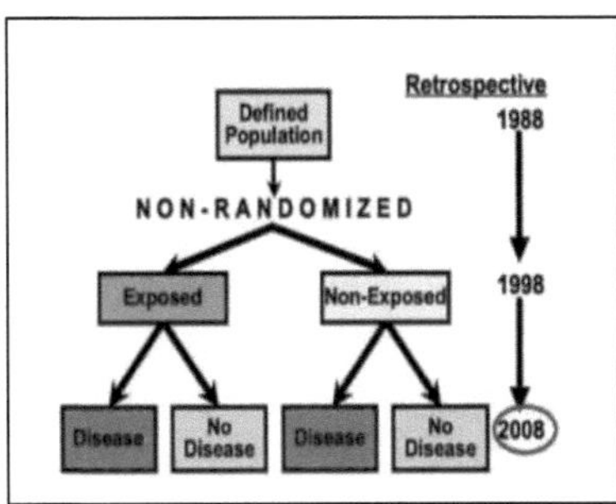

3. CROSS SECTIONAL (estudo de prevalência)

Trata-se de um estudo em que os dados são recolhidos num determinado momento e que reflecte informação sobre a prevalência de resultados.

Vantagens dos estudos C-S
- Curto prazo
- Menos recursos necessários
- Menos análises estatísticas
- Mais fácil de controlar
- Conceção menos complexa
- Estabelecer a relação entre os atributos da doença e as características de vários grupos, por exemplo, o grupo dos idosos
- Os dados são úteis para o planeamento de serviços de saúde e programas médicos

Desvantagens das CSS
- Não estabelece a relação causa/efeito
- Potencial enviesamento na medição da exposição
- Potencial viés de sobrevivência
- Não é viável para doenças raras
- Não produz incidência

MEDIDAS DE RESULTADOS NO DOMÍNIO DA SAÚDE

A medida de resultados é uma mudança na saúde de um indivíduo, grupo de pessoas ou população que é atribuível a uma intervenção ou série de intervenções. As medidas de resultados (mortalidade, readmissão, experiência do doente, etc.) são os objectivos de qualidade e de custos que as organizações de cuidados de saúde estão a tentar melhorar. Ajudam-nos a prever quais os doentes que mais beneficiarão de uma determinada intervenção e a documentar se o doente melhora depois de a intervenção ser efectuada.

A medição dos resultados é definida como a análise quantitativa sistemática dos indicadores de resultados num determinado momento. Estes indicadores são utilizados para determinar se o objetivo de um doente foi identificado e alcançado.

Medida fisiológica:-

O termo "medição fisiológica" refere-se a serviços que se centram predominantemente na avaliação da função dos principais sistemas de órgãos, fornecendo informações sobre a extensão da doença ou da incapacidade e sobre a prestação e/ou resposta à intervenção terapêutica.

Audiologia

Uma vasta gama de avaliações da audição e do equilíbrio para determinar a capacidade funcional, possíveis patologias e impacto nas actividades diárias relacionadas.

Fisiologia cardíaca

Diagnóstico e tratamento de pacientes com doença cardiovascular conhecida ou suspeita, incorporando procedimentos invasivos, não invasivos e de intervenção

Fisiologia Gastrointestinal (GI)

Avaliação funcional do trato gastrointestinal superior/inferior e gestão de doentes com disfunção do pavimento pélvico.

Neurofisiologia

Diagnóstico de uma vasta gama de doenças que afectam o sistema nervoso central e periférico.

Ciências Oftálmicas e da Visão

Investigação dos distúrbios da visão e das doenças do olho e da via visual.

Fisiologia respiratória e fisiologia do sono

Uma vasta gama de testes de diagnóstico e serviços terapêuticos para pacientes com suspeita e/ou confirmação de doença respiratória e/ou problemas respiratórios relacionados com o sono.

Urodinâmica

Avaliações que investigam a função da bexiga e do trato urinário inferior.

Tecnologia Vascular

Investigação e acompanhamento de doenças das artérias e veias.

Medidas clínicas

A medição clínica é efectuada através de observações pessoais e da utilização de instrumentos. A medição clínica é o desenvolvimento, a utilização, o apoio contínuo e a manutenção de tecnologia para diagnosticar, ajudar ou tratar doentes.

MEDIDAS DE RESULTADO

Resultados clínicos

Definição:

Eventos médicos que ocorrem como resultado de uma doença ou tratamento

- Valores laboratoriais
- Número de vidas salvas
- Número de mortes evitadas/prevenidas
- Redução do número de dias de incapacidade

Exemplos:

- Alívio da dor
- Cura da infeção
- Infarto do miocárdio

- Morte

<u>Resultados económicos</u>
Definição:
Custos directos, indirectos e intangíveis comparados com as consequências das alternativas de tratamento médico
inclui a redução da utilização de recursos ou as poupanças ou economias devidas ao tratamento (benefício monetário direto) ou o ganho de produção devido ao regresso ao trabalho (benefício monetário indireto)
Exemplos:
- Custos dos medicamentos
- Visitas ao consultório
- Admissões nas Urgências
- Duração do internamento
- Produtividade

<u>Resultados humanísticos</u>
Definição:
Consequências da doença ou do tratamento no estado funcional ou na qualidade de vida do doente
- Alterações nas medidas de qualidade de vida relacionadas com a saúde (QVRS)
- Anos de vida ajustados pela qualidade (QALY)
Exemplos:
- Qualidade de vida relacionada com a saúde (HR-QoL)
- Satisfação dos doentes
- Estado funcional
- Preferências dos doentes

O resultado pode ser
- Positivo: efeito desejado do medicamento
- Negativo: efeito indesejado ou adverso do medicamento

CAPÍTULO 3

EQUIPA DE ESTUDO DO ENSAIO CLÍNICO

PAPEL E RESPONSABILIDADES DO INVESTIGADOR

1. Qualificação e acordos
   - Deve possuir habilitações académicas, formação e experiência e fornecer provas dessas habilitações.
   - Deve estar familiarizado com a utilização adequada do produto experimental.
   - Conhecer e cumprir as BPC e os requisitos regulamentares aplicáveis.
   - Permitir o controlo e a auditoria por parte do promotor.

2. Recursos adequados
   - Número necessário de temas adequados.
   - Tempo suficiente para efetuar e concluir o ensaio.
   - Número adequado de pessoal qualificado e de instalações.
   - Os deveres e funções relacionados com o protocolo, o produto experimental e o ensaio são informados à assistência.

3. Cuidados médicos dos participantes no ensaio
   - O médico é responsável pelas decisões relacionadas com o ensaio.
   - São prestados cuidados médicos adequados a um indivíduo.
   - O investigador informa o médico principal do sujeito sobre a sua participação no ensaio.
   - Respeitar os direitos do sujeito.

4. Comunicação com o IRB/IEC
   - Antes de iniciar o ensaio, o investigador deve obter a aprovação escrita do IRB/IEC.
   - Brochura do investigador actualizada durante o ensaio e fornecida ao IRB/IEC.
   - Durante o ensaio, o investigador fornece ao IRB/IEC todos os documentos a analisar.

5. Cumprimento do protocolo
   - Realizar os ensaios em conformidade com o protocolo.
   - O investigador e o patrocinador devem confirmar o acordo.
   - Não aplicar qualquer desvio ao protocolo.
   - O investigador pode aplicar um desvio ao protocolo, devendo o motivo ser apresentado ao CRI/CEI para análise e aprovação.

6. Produtos de investigação
   - O investigador é responsável pelo produto experimental.

- O investigador, ou alguém por ele designado, deve manter registos da entrega do produto no centro de ensaio.
- Manter um registo adequado de que foram administradas aos sujeitos as doses especificadas no protocolo.
- Deve ser armazenado conforme especificado pelo promotor.
- Explicar a cada sujeito a utilização correcta do produto experimental.
- O investigador deve certificar-se de que o produto é utilizado apenas de acordo com o protocolo aprovado.

7. Procedimento de aleatorização
   - Deve seguir a aleatorização do ensaio.
   - Se o ensaio for cego, o investigador deve documentar e explicar imediatamente ao promotor qualquer quebra prematura de ocultação (acontecimento adverso grave) do produto.

8. Consentimento informado dos sujeitos do ensaio.
   - O investigador deve cumprir os requisitos regulamentares aplicáveis e aderir às BPC e aos princípios éticos.
   - Aprovação escrita do CRI/CEI ou qualquer outra informação escrita a fornecer ao sujeito.

9. Registos e relatórios
   - O investigador deve garantir a exatidão, o carácter exaustivo, a legibilidade e a atualidade dos dados comunicados ao promotor nos CRF.
   - Relatórios que derivam do documento de origem.
   - Qualquer alteração ou correção a um CRF deve ser datada, rubricada e explicada e não deve ocultar a entrada original.
   - O documento essencial deve ser conservado até, pelo menos, 2 anos após a última aprovação de um pedido de introdução no mercado na região ICH.
   - A pedido do monitor, do auditor, do CRI/CEI ou da autoridade reguladora, o investigador deve disponibilizar o acesso direto aos relatórios do ensaio.

10. Relatório de progresso
    - O investigador deve apresentar anualmente ao CRI/CEI um resumo escrito do estado do ensaio.
    - O investigador apresenta relatórios escritos ao promotor e ao IRB/IEC. Quaisquer alterações afectam significativamente a realização do ensaio e aumentam o risco para o participante.

11. Relatórios de segurança
    - Todos os acontecimentos adversos graves devem ser imediatamente comunicados ao promotor.

- Devem ser comunicados os acontecimentos adversos e as anomalias laboratoriais identificados no protocolo como essenciais para a avaliação da segurança.
- Os óbitos notificados devem fornecer ao promotor e ao CRI/CEI quaisquer informações adicionais solicitadas.

12. Conclusão ou suspensão prematura de um ensaio
- O ensaio é terminado prematuramente por qualquer razão que o investigador informe o sujeito do ensaio.
- Se o investigador terminar um ensaio sem o acordo prévio do promotor, deve informar o promotor e o CRI/CEI, apresentando uma explicação escrita pormenorizada.
- Se o promotor puser termo a um ensaio, o investigador deve informar o CRI/CEI de uma explicação pormenorizada por escrito.
- Se o CRI/CEI puser termo à aprovação de um ensaio, o investigador deve informar a instituição e o promotor com uma explicação pormenorizada.

13. Relatórios finais por investigador
- Após a conclusão do ensaio, o investigador informa a instituição.
- O investigador deve fornecer ao IRB/IEC um resumo dos resultados do ensaio e à autoridade reguladora quaisquer relatórios necessários.

PAPEL E RESPONSABILIDADES DO PROMOTOR

1. Gestão da qualidade
- O promotor deve implementar um sistema para gerir a qualidade em todas as fases do processo de ensaio.
- Os patrocinadores devem concentrar-se nas actividades do ensaio
- Garantir a proteção dos sujeitos humanos
- Fiabilidade dos resultados dos ensaios
- Conceção de protocolos de ensaios clínicos eficazes e de instrumentos e procedimentos de recolha e tratamento de dados, bem como a recolha de informações essenciais para a tomada de decisões.
- O promotor deve garantir que todos os aspectos do ensaio são operacionalmente viáveis e deve evitar uma complexidade, procedimentos e recolha de dados desnecessários.

O sistema de gestão da qualidade deve utilizar uma abordagem baseada no risco, como se descreve a seguir.
- Identificação de processos e dados críticos

- O promotor deve identificar os processos e dados que são críticos para garantir a proteção dos sujeitos humanos e a fiabilidade dos resultados do ensaio.
- Identificação de riscos
  - O promotor deve identificar os riscos para os processos e dados críticos do ensaio. (por exemplo, procedimentos operacionais normalizados, conceção do ensaio, recolha de dados).
- Avaliação dos riscos
  - A probabilidade de ocorrência de erros.
  - A medida em que os erros seriam detectáveis.
  - O impacto de tais erros na proteção dos sujeitos humanos e na fiabilidade dos resultados dos ensaios.
- Controlo dos riscos
  - O promotor deve decidir quais os riscos a reduzir e/ou quais os riscos a aceitar. As actividades de redução dos riscos podem ser incorporadas na conceção e execução do protocolo e nos planos de monitorização.
- Comunicação dos riscos
  - O promotor deve comunicar as actividades de gestão da qualidade às pessoas envolvidas ou afectadas por essas actividades.
- Análise de risco
  - O promotor deve rever periodicamente as medidas de controlo dos riscos para que as actividades de gestão da qualidade implementadas continuem a ser eficazes e pertinentes.
- Relatórios de risco
  - O promotor deve descrever a gestão da qualidade e resumir os desvios importantes em relação aos limites de tolerância de qualidade predefinidos no relatório do estudo clínico

2. Garantia de qualidade e controlo de qualidade
   - O promotor é responsável pela implementação e manutenção de sistemas de garantia de qualidade e de controlo de qualidade com PONs escritos para garantir que os ensaios são realizados e os dados são gerados, documentados (registados) e comunicados em conformidade com o protocolo, as BPC e os requisitos regulamentares aplicáveis.
   - O promotor é responsável por obter o acordo de todas as partes envolvidas para garantir o acesso direto a todos os locais relacionados com o ensaio, dados/documentos de origem e relatórios.
   - O controlo de qualidade deve ser aplicado a cada fase do tratamento dos dados
   - Os acordos devem ser celebrados por escrito, como parte do protocolo ou num acordo separado.

3. Organização de Investigação Contratada (CRO)

- Um promotor pode transferir deveres e funções relacionados com o ensaio para uma CRO, mas a responsabilidade final pela qualidade e integridade dos dados do ensaio é sempre do promotor. A CRO deve implementar a garantia de qualidade e o controlo de qualidade.
- Todas as referências a um promotor nas presentes directrizes aplicam-se igualmente a uma CRO, na medida em que esta tenha assumido os deveres e funções de um promotor relacionados com o ensaio.

4. Especialização médica
   - O promotor deve designar pessoal médico devidamente qualificado que estará prontamente disponível para prestar aconselhamento sobre questões ou problemas médicos relacionados com o ensaio. Se necessário, podem ser nomeados consultores externos para este efeito.

5. Conceção do ensaio
   - O promotor deve utilizar indivíduos qualificados (por exemplo, bioestatísticos, farmacologistas clínicos e médicos), conforme apropriado, ao longo de todas as fases do processo do ensaio, desde a conceção do protocolo e dos CRF e o planeamento das análises até à análise e preparação dos relatórios intercalares e finais do ensaio clínico.

6. Gestão de ensaios, tratamento de dados e manutenção de registos
   - O promotor deve utilizar indivíduos devidamente qualificados para supervisionar a condução geral do ensaio, para tratar os dados, para os verificar, para efetuar as análises estatísticas e para preparar os relatórios do ensaio.
   - O promotor pode considerar a criação de um comité independente de monitorização de dados (IDMC) para avaliar o progresso de um ensaio clínico, incluindo os dados de segurança.
   - Ao utilizar sistemas electrónicos de tratamento de dados de ensaios e/ou sistemas electrónicos remotos de dados de ensaios, o promotor deve assegurar e documentar que o(s) sistema(s) eletrónico(s) de tratamento de dados está(ão) em conformidade com as normas do promotor.
   - Se os dados forem transformados durante o processamento, deve ser sempre possível comparar os dados e observações originais com os dados processados.
   - O promotor deve conservar todos os documentos essenciais específicos do promotor em conformidade com o(s) requisito(s) regulamentar(es) aplicável(eis) do país
   - Se o patrocinador interromper o desenvolvimento clínico de um produto experimental, deve conservar todos os documentos essenciais específicos do patrocinador durante, pelo menos, dois anos após a interrupção formal.

- Se o promotor interromper o desenvolvimento clínico de um produto experimental, deve notificar todos os investigadores/instituições responsáveis pelo ensaio e todas as autoridades regulamentares.
- Qualquer transferência de propriedade dos dados deve ser comunicada à(s) autoridade(s) adequada(s), conforme exigido pelo(s) requisito(s) regulamentar(es) aplicável(eis).
- Os documentos essenciais específicos do promotor devem ser conservados até, pelo menos, 2 anos após a última aprovação de um pedido de introdução no mercado numa região ICH e até não existirem documentos pendentes.
- O promotor deve informar por escrito o(s) investigador(es)/instituição(ões) da necessidade ou não de conservação dos registos.

7. Seleção do Investigador
   - O promotor é responsável pela seleção do(s) investigador(es)/instituição(ões). Cada investigador deve ser qualificado em termos de formação e experiência e deve dispor de recursos adequados para conduzir corretamente o ensaio.
   - o promotor deve fornecer ao(s) investigador(es)/instituição(ões) o protocolo e uma brochura do investigador actualizada, e deve prever tempo suficiente para que o investigador/instituição possa analisar o protocolo e a informação fornecida.
   - O promotor deve obter o acordo do investigador/instituição para realizar o ensaio em conformidade com as BPC, para cumprir os procedimentos de registo/comunicação de dados, para permitir a monitorização, a auditoria e a inspeção, para conservar os documentos essenciais relacionados com o ensaio até que o promotor informe o investigador/instituição de que esses documentos já não são necessários.

8. Atribuição de responsabilidades
   - Antes de iniciar um ensaio, o promotor deve definir, estabelecer e atribuir todos os deveres e funções relacionados com o ensaio.

9. Indemnização dos sujeitos e investigadores
   - o promotor deve fornecer um seguro ou uma cobertura jurídica e financeira
   - O promotor deve assumir os custos do tratamento dos participantes no ensaio em caso de lesões relacionadas com o mesmo, em conformidade com os requisitos regulamentares aplicáveis.
   - Quando os participantes no ensaio recebem uma compensação, o método e a forma de compensação devem cumprir os requisitos regulamentares aplicáveis.

10. Financiamento
    - Os aspectos financeiros do ensaio devem ser documentados num acordo entre o promotor e o investigador/instituição.

11. Notificação/apresentação à(s) autoridade(s) reguladora(s)
- Antes de iniciar o(s) ensaio(s) clínico(s), o promotor deve apresentar todos os pedidos necessários à(s) autoridade(s) competente(s) para análise, aceitação e/ou autorização de início do(s) ensaio(s).

12. Confirmação da revisão pelo IRB/IEC
- O promotor deve obter do investigador/instituição:
    - Nome e endereço do IRB/IEC do investigador/instituição.
    - Uma declaração obtida do CRI/CEI de que está organizado e funciona de acordo com as BPC e a legislação e regulamentação aplicáveis.
    - Aprovação documentada do IRB/IEC/parecer favorável e, se solicitado pelo promotor, uma cópia actualizada do protocolo, do(s) formulário(s) de consentimento informado escrito e de quaisquer outras informações escritas a fornecer aos participantes,
- Se o CRI/CEI condicionar a sua aprovação/parecer favorável a alterações de qualquer aspeto do ensaio, tais como alterações do protocolo, etc., o promotor deve obter do investigador/instituição uma cópia das alterações efectuadas e a data em que o CRI/CEI emitiu a aprovação/parecer favorável.
- O promotor deve obter do investigador/instituição a documentação e as datas de quaisquer reaprovações/reavaliações do CRI/CEI com parecer favorável, bem como de quaisquer retiradas ou suspensões da aprovação/parecer favorável.

13. Informação sobre o(s) produto(s) experimental(ais)
- Ao planear os ensaios, o promotor deve garantir que existem dados suficientes de segurança e eficácia provenientes de estudos não clínicos, exposição humana pela via, dosagens, duração.
- O promotor deve atualizar a Brochura do Investigador à medida que forem surgindo novas informações significativas

14. Fabrico, embalagem, rotulagem e codificação de produto(s) experimental(ais)
- O promotor deve assegurar que o(s) produto(s) experimental(ais) é(são) caracterizado(s) de forma adequada à fase de desenvolvimento do(s) produto(s), é(são) fabricado(s) de acordo com as BPF aplicáveis e é(são) codificado(s) e rotulado(s) de forma a proteger a ocultação, se aplicável.
- O promotor deve determinar, para o(s) produto(s) experimental(ais), as temperaturas de armazenamento aceitáveis, as condições de armazenamento (por exemplo, proteção contra a luz), os tempos de armazenamento, os fluidos e procedimentos de reconstituição e os dispositivos para a infusão do produto, caso existam. O promotor deve informar todas as partes envolvidas (por exemplo, monitores, investigadores, farmacêuticos, gestores de armazenamento)

- O(s) produto(s) experimental(ais) deve(m) ser embalado(s) para evitar a contaminação e a deterioração inaceitável durante o transporte e a armazenagem.

15. Fornecimento e manuseamento de produto(s) experimental(ais)
   - O promotor é responsável pelo fornecimento do(s) produto(s) experimental(ais) ao(s) investigador(es)/instituição(ões).
   - O promotor não deve fornecer a um investigador/instituição o(s) produto(s) experimental(ais) até obter toda a documentação necessária (por exemplo, aprovação/parecer favorável do CRI/CEI e da(s) autoridade(s) reguladora(s)).
   - O promotor deve assegurar que os procedimentos escritos incluem instruções que o investigador/instituição deve seguir para o manuseamento e armazenamento do(s) produto(s) experimental(ais) para o ensaio e documentação.
   - O promotor deve: Garantir a entrega atempada do(s) produto(s) experimental(ais) ao(s) investigador(es), Manter um sistema para a eliminação de produto(s) experimental(ais) não utilizado(s) e para a documentação dessa eliminação.
   - O promotor deve: Tomar medidas para assegurar que o(s) produto(s) experimental(is) é(são) estável(is) durante o período de utilização, Manter quantidades suficientes do(s) produto(s) experimental(is) utilizado(s) nos ensaios.

16. Acesso aos registos
   - O promotor deve garantir que está especificado no protocolo ou noutro acordo escrito que o(s) investigador(es)/instituição(ões) fornece(m) acesso direto aos dados/documentos de origem para monitorização, auditorias, revisão do IRB/IEC e inspeção regulamentar relacionadas com o ensaio.

17. Informações de segurança
   - O promotor é responsável pela avaliação contínua da segurança do(s) produto(s) experimental(ais).
   - O promotor deve notificar imediatamente
   segurança dos participantes, afetar a realização do ensaio ou alterar a aprovação/opinião favorável do IRB/IEC para prosseguir o ensaio.

18. Notificação de reacções adversas a medicamentos
   - O promotor deve comunicar a todos os investigadores/instituições em causa, ao(s) CRI/CEI, se necessário, e à(s) autoridade(s) reguladora(s) todas as reacções adversas a medicamentos (RAM) que sejam graves e inesperadas.
   - Os relatórios devem cumprir o(s) requisito(s) regulamentar(es) aplicável(eis) e as directrizes da CIH.

- O promotor deve apresentar à(s) autoridade(s) reguladora(s) todas as actualizações de segurança e relatórios periódicos, conforme exigido pelos requisitos regulamentares aplicáveis.

19. Auditoria

Os patrocinadores efectuam auditorias e, como parte da implementação da garantia de qualidade, devem considerar

- O objetivo da auditoria de um promotor, que é independente e separada da monitorização de rotina ou das funções de controlo de qualidade, deve ser avaliar a condução do ensaio e a conformidade com o protocolo, os PON, as BPC e os requisitos regulamentares aplicáveis.
- Seleção e qualificação dos auditores
  - O promotor deve nomear indivíduos independentes dos ensaios clínicos/sistemas para efetuar as auditorias.
  - O promotor deve certificar-se de que os auditores possuem as qualificações necessárias, em termos de formação e experiência, para efetuar auditorias de forma adequada. As qualificações de um auditor devem ser documentadas.
- Procedimentos de auditoria
  - O promotor deve garantir que a auditoria dos ensaios clínicos/sistemas é efectuada de acordo com os procedimentos escritos do promotor sobre o que deve ser auditado, como deve ser auditado, a frequência das auditorias e a forma e conteúdo dos relatórios de auditoria.
  - O plano de auditoria do promotor e os procedimentos para a auditoria de um ensaio devem ser orientados pela importância do ensaio para a apresentação às autoridades regulamentares, pelo número de participantes no ensaio, pelo tipo e complexidade do ensaio, pelo nível de riscos para os participantes no ensaio e por qualquer problema identificado.
  - As observações e conclusões do(s) auditor(es) devem ser documentadas.
  - Para preservar a independência e o valor da função de auditoria, a(s) entidade(s) reguladora(s) não deve(m) solicitar regularmente os relatórios de auditoria. A(s) entidade(s) reguladora(s) pode(m) solicitar o acesso a um relatório de auditoria numa base casuística, quando existam provas de incumprimento grave das BPC, ou no decurso de um processo judicial.
  - Quando exigido pela legislação ou regulamentação aplicável, o promotor deve fornecer um certificado de auditoria.

20. Não conformidade

- O incumprimento do protocolo, dos PON, das BPC e/ou dos requisitos regulamentares aplicáveis por parte de um investigador/instituição ou de um membro do pessoal do promotor deve conduzir a uma ação imediata por parte do promotor para garantir o cumprimento.

- Se a monitorização e/ou a auditoria identificarem um incumprimento grave e/ou persistente por parte de um investigador/instituição, o promotor deve pôr termo à participação do investigador/instituição no ensaio. Quando a participação de um investigador/instituição for interrompida devido a incumprimento, o promotor deve notificar imediatamente a(s) autoridade(s) reguladora(s).

21. Encerramento prematuro ou suspensão de um julgamento

Se um ensaio for interrompido ou suspenso prematuramente, o promotor deve informar imediatamente os investigadores/instituições e a(s) autoridade(s) reguladora(s) da interrupção ou suspensão e do(s) motivo(s) da interrupção ou suspensão.

O CRI/CEI deve também ser prontamente informado e fornecer o(s) motivo(s) da rescisão ou suspensão pelo promotor ou pelo investigador/instituição, conforme especificado nos requisitos regulamentares aplicáveis.

22. Relatórios de ensaios clínicos/estudos

Quer o ensaio seja concluído ou terminado prematuramente, o promotor deve garantir que os relatórios do ensaio clínico são preparados e fornecidos à(s) agência(s) reguladora(s), conforme exigido pelo(s) requisito(s) regulamentar(es) aplicável(eis).

O promotor deve também garantir que os relatórios de ensaios clínicos nos pedidos de autorização de introdução no mercado cumprem as normas da Diretriz da ICH para a Estrutura e Conteúdo dos Relatórios de Estudos Clínicos.

23. Ensaios Multicêntricos

No caso de ensaios multicêntricos, o promotor deve assegurar que

- Todos os investigadores conduzem o ensaio em estrita conformidade com o protocolo acordado pelo promotor e, se necessário, pela(s) autoridade(s) reguladora(s), e com a aprovação/parecer favorável do CRI/CEI.
- Os CRFs foram concebidos para recolher os dados necessários em todos os centros de ensaios multicêntricos. Para os investigadores que estão a recolher dados adicionais, devem também ser fornecidos CRF suplementares concebidos para captar os dados adicionais.
- As responsabilidades do(s) investigador(es) coordenador(es) e dos outros investigadores participantes são documentadas antes do início do ensaio.
- Todos os investigadores recebem instruções sobre o cumprimento do protocolo, sobre o cumprimento de um conjunto uniforme de normas para a avaliação dos resultados clínicos e laboratoriais e sobre o preenchimento dos CRFs.
- A comunicação entre investigadores é facilitada

FUNÇÕES E RESPONSABILIDADES DO MONITOR

Controlo

- O objetivo da monitorização dos ensaios é verificar se:
    - Os direitos e o bem-estar dos sujeitos humanos são protegidos.
    - Os dados do ensaio comunicados são exactos, completos e verificáveis a partir dos documentos de origem.
    - A realização do ensaio está em conformidade com o(s) protocolo(s)/alteração(ões) atualmente aprovado(s), com as BPC e com o(s) requisito(s) regulamentar(es) aplicável(eis).
- Seleção e qualificação dos monitores
    - Os monitores devem ser nomeados pelo promotor.
    - Os monitores devem ser adequadamente treinados e possuir os conhecimentos científicos e/ou clínicos necessários para monitorizar adequadamente o ensaio. As qualificações de um monitor devem ser documentadas.
    - Os monitores devem estar perfeitamente familiarizados com o(s) produto(s) em investigação, o protocolo, o formulário de consentimento informado escrito e qualquer outra informação escrita a fornecer aos participantes, os PON do promotor, as BPC e os requisitos regulamentares aplicáveis.
- Extensão e Natureza da Monitorização O promotor deve assegurar que os ensaios são adequadamente monitorizados. O promotor deve determinar a extensão e a natureza apropriadas da monitorização. A determinação da extensão e natureza da monitorização deve basear-se em considerações como o objetivo, finalidade, conceção, complexidade, ocultação, dimensão e parâmetros do ensaio.
- O promotor pode optar pela monitorização no local, por uma combinação de monitorização no local e centralizada ou, quando justificado, pela monitorização centralizada. O promotor deve documentar a fundamentação da estratégia de monitorização escolhida (por exemplo, no plano de monitorização).
    - A monitorização no local é realizada nos locais em que o ensaio clínico está a ser realizado.
    - A monitorização centralizada é uma avaliação remota dos dados acumulados, efectuada em tempo útil e apoiada por pessoas devidamente qualificadas e formadas (por exemplo, gestores de dados, bioestatísticos). Os processos de monitorização centralizada fornecem capacidades de monitorização adicionais que podem complementar e reduzir a extensão e/ou frequência da monitorização no local e ajudar a distinguir entre dados fiáveis e dados potencialmente não fiáveis. A revisão, que pode incluir análises estatísticas, dos dados acumulados da monitorização centralizada pode ser utilizada para

- Identificar dados em falta, dados inconsistentes, dados aberrantes, falta de variabilidade inesperada e desvios de protocolo.
  - Examinar as tendências dos dados, tais como a amplitude, a consistência e a variabilidade dos dados nos sítios e entre eles.
  - Avaliar a existência de erros sistemáticos ou significativos na recolha e comunicação de dados num sítio ou entre sítios; ou potenciais problemas de manipulação ou integridade dos dados.
  - Analisar as características do sítio e os indicadores de desempenho.
  - Selecionar locais e/ou processos para monitorização específica no local.
- Responsabilidades do monitor: O(s) monitor(es), de acordo com os requisitos do patrocinador, deve(m) garantir que o ensaio seja conduzido e documentado adequadamente, realizando as seguintes actividades, quando relevantes e necessárias para o ensaio e o centro de ensaio:
  - Atuar como a principal linha de comunicação entre o promotor e o investigador.
  - Verificar se o investigador possui as qualificações e os recursos adequados e se estes se mantêm adequados durante todo o período do ensaio, se as instalações, incluindo laboratórios, equipamento e pessoal, são adequadas para conduzir o ensaio de forma segura e correcta e se se mantêm adequadas durante todo o período do ensaio.
  - Verificar, para o(s) produto(s) experimental(ais):
    - Que os tempos e condições de armazenamento são aceitáveis e que os fornecimentos são suficientes durante todo o ensaio.
    - Que o(s) produto(s) experimental(is) é(são) fornecido(s) apenas aos indivíduos elegíveis para o(s) receber e na(s) dose(s) especificada(s) no protocolo.
    - Que os participantes recebem as instruções necessárias para utilizar, manusear, armazenar e devolver corretamente o(s) produto(s) experimental(ais).
    - A receção, utilização e devolução do(s) produto(s) experimental(ais) nos centros de ensaio são controladas e documentadas de forma adequada.
    - A eliminação do(s) produto(s) experimental(ais) não utilizado(s) nos centros de ensaio está em conformidade com os requisitos regulamentares aplicáveis e está de acordo com o promotor.
    - Verificar se o investigador segue o protocolo aprovado e todas as alterações aprovadas, caso existam.
    - Verificar se foi obtido o consentimento informado por escrito antes da participação de cada sujeito no ensaio.

- Assegurar que o investigador recebe a Brochura do Investigador actualizada, todos os documentos e todos os materiais do ensaio necessários para conduzir o ensaio corretamente e para cumprir os requisitos regulamentares aplicáveis.
- Assegurar que o investigador e o pessoal do ensaio do investigador são adequadamente informados sobre o ensaio.
- Verificar se o investigador e o pessoal do ensaio do investigador estão a desempenhar as funções especificadas no ensaio, de acordo com o protocolo e qualquer outro acordo escrito entre o promotor e o investigador/instituição, e se não delegaram estas funções a indivíduos não autorizados.
- Verificar se o investigador está a inscrever apenas indivíduos elegíveis.
- Comunicar a taxa de recrutamento de sujeitos.
- Verificar se os documentos de origem e outros registos do ensaio são exactos, completos, actualizados e mantidos.
- Verificar se o investigador fornece todos os relatórios, notificações, pedidos e apresentações exigidos e se estes documentos são exactos, completos, atempados, legíveis, datados e identificam o ensaio.
- Verificar a exatidão e o carácter exaustivo das entradas do CRF, dos documentos de origem e de outros registos relacionados com o ensaio, comparando-os entre si. O monitor deve verificar especificamente que:
    - Os dados exigidos pelo protocolo são comunicados com exatidão nos CRF e são coerentes com os documentos de origem.
    - Quaisquer modificações de dose e/ou terapia estão bem documentadas para cada um dos sujeitos do estudo.
    - Os acontecimentos adversos, os medicamentos concomitantes e as doenças intercorrentes são comunicados de acordo com o protocolo nos CRF.
    - As visitas que os sujeitos não efectuam, os testes que não são realizados e os exames que não são efectuados são claramente indicados como tal nos CRF.
    - Todas as desistências e abandonos dos participantes no ensaio são comunicados e explicados nos CRF.
- Informar o investigador de qualquer erro, omissão ou ilegibilidade no registo do CRF. O monitor deve assegurar que as correcções, adições ou supressões adequadas sejam feitas, datadas e explicadas (se necessário),
- Determinar se todos os acontecimentos adversos (EA) são devidamente comunicados dentro dos períodos de tempo

exigidos pelas BPC, pelo protocolo, pelo CRI/CEI, pelo promotor e pelo(s) requisito(s) regulamentar(es) aplicável(eis).

- Determinar se o investigador mantém os documentos essenciais (Essential Documents for the Conduct of a Clinical Trial).
- Comunicar ao investigador os desvios do protocolo, dos PON, das BPC e dos requisitos regulamentares aplicáveis e tomar as medidas adequadas para evitar a recorrência dos desvios detectados.

- Procedimentos de monitorização O(s) monitor(es) deve(m) seguir os PONs escritos estabelecidos pelo promotor, bem como os procedimentos especificados pelo promotor para a monitorização de um ensaio específico.

- Relatório de acompanhamento
    - O monitor deve apresentar um relatório escrito ao promotor após cada visita ao centro de ensaio ou comunicação relacionada com o ensaio.
    - Os relatórios devem incluir a data, o local, o nome do monitor e o nome do investigador ou de outra(s) pessoa(s) contactada(s).
    - Os relatórios devem incluir um resumo do que o monitor analisou e as declarações do monitor sobre as constatações/factos significativos, desvios e deficiências, conclusões, medidas tomadas ou a tomar e/ou medidas recomendadas para garantir o cumprimento.
    - A análise e o acompanhamento do relatório de controlo com o promotor devem ser documentados pelo representante designado pelo promotor.
    - Os relatórios da monitorização no local e/ou centralizada devem ser fornecidos ao promotor (incluindo a gestão adequada e o pessoal responsável pela supervisão do ensaio e do centro) de forma atempada para revisão e acompanhamento.
    - Os resultados das actividades de monitorização devem ser documentados de forma suficientemente pormenorizada para permitir a verificação do cumprimento do plano de monitorização. Os relatórios das actividades de monitorização centralizada devem ser regulares e podem ser independentes das visitas ao local.

- Plano de monitorização :
    - O promotor deve desenvolver um plano de monitorização adaptado aos riscos específicos do ensaio em termos de proteção dos sujeitos humanos e de integridade dos dados.
    - O plano deve descrever a estratégia de monitorização, as responsabilidades de monitorização de todas as partes envolvidas, os vários métodos de monitorização a utilizar e a justificação para a sua utilização.
    - O plano deve também enfatizar a monitorização de dados e processos críticos. Deve ser dada especial atenção aos aspectos que não são

prática clínica de rotina e que exigem formação adicional. O plano de monitorização deve fazer referência às políticas e procedimentos aplicáveis.

FUNÇÕES E RESPONSABILIDADES DO CRC

O CRC é um elo vital entre os sujeitos de investigação e as suas famílias, o investigador e outros membros da equipa do centro. É também o elo de ligação entre o Promotor, a CRO, o Laboratório Central, o Courier, o Comité de Revisão Institucional (IRB) e outros intervenientes no ensaio. Devido ao aumento do número de ensaios clínicos e à necessidade de investigação complicada e com grande volume de dados.

Responsabilidades dos CRC

Os CRCs trabalham em equipa sob a supervisão direta dos PIs. Os CRCs têm normalmente de lidar com múltiplas responsabilidades.

As responsabilidades de um CRC podem ser classificadas em termos gerais como:
- Responsabilidades gerais
- Responsabilidades específicas do ensaio

Responsabilidades gerais
Reforço das capacidades

O CRC assegura que o conjunto de potenciais investigadores e centros de ensaio continua a aumentar. O CRC está sempre à procura de novos centros de ensaio com investigadores que estejam a investigar. Realiza um inquérito aprofundado aos novos centros para os avaliar:
- Presença e competência dos efectivos
- Pessoal de apoio e apoio permanente
- Infra-estruturas
- Presença de um Comité de Ética funcional
- Gestão compatível

Formação de novos CRCs

Os CRC experientes são uma mais-valia e são frequentemente as melhores pessoas para acompanhar e formar os recém-chegados no domínio da investigação clínica.

A formação pode incluir a realização de estudos de viabilidade, a conceção de documentos de ensaio, a criação de centros, a realização do ensaio e o encerramento do ensaio.

Responsabilidades relacionadas com o ensaio
Identificação do sítio

Uma das principais responsabilidades do CRC é identificar o centro certo para o ensaio, que cumpra todos os critérios estabelecidos pelas directrizes e pelo protocolo

do ensaio clínico. CRC Tendo trabalhado num centro durante um certo período de tempo, o
O CRC compreende as necessidades, as expectativas e o potencial do sítio.

Documentação antes do julgamento

O CRC tem de recolher o currículo atualizado e assinado de cada membro da equipa do local. Deve assegurar que os seguintes documentos pré-julgamento sejam preenchidos dentro do prazo especificado:

- Formulário de divulgação financeira
- Compromisso do Pl
- Acordo de confidencialidade e de não divulgação

Coordenação com o IRB

Pode acompanhar ativamente o IRB através da equipa do centro para obter uma aprovação mais rápida do ensaio. Também se ocupará da apresentação atempada de todos os relatórios de segurança e das alterações dos documentos do ensaio ao IRB.

Responsabilidades financeiras

Por vezes, um CRC sénior pode ter poderes para negociar os orçamentos dos ensaios no centro. Isto inclui os honorários do investigador, as taxas do IRB, as taxas de administração do centro, os custos laboratoriais, as deslocações dos participantes no estudo e outros reembolsos.

Formação do pessoal do sítio

O CRC deve estar preparado para formar regularmente o pessoal do centro durante todo o ensaio. Ele/ela pode destacar em:

- Critérios de inclusão
- Critérios de exclusão
- Calendário das visitas
- Período de janela
- Actividades específicas da visita
- Orientações de segurança e prazos de comunicação de acordo com o protocolo

Reunião de investigadores e visitas de iniciação ao local

O CRC pode ser responsável pela condução de toda a reunião de investigadores para o ensaio. Têm também de garantir que todos os requisitos estão a ser cumpridos para a visita de abertura do centro.

Formulários de consentimento informado

O CRC assegura que o formulário de consentimento informado enviado pelo patrocinador é traduzido e retrotraduzido para a língua local, conforme aconselhado pelo investigador.

Recrutamento e acompanhamento dos doentes

Durante o registo do sujeito, assegura que todas as questões são esclarecidas de forma satisfatória para os sujeitos e que o CIF é administrado pelo investigador de acordo com as orientações da ICH GCP.

Farmácia de investigação, responsabilidade pelos medicamentos e responsabilidades laboratoriais

O CRC também tem de gerir o armazenamento da conta do medicamento em estudo para o medicamento em estudo recebido do patrocinador, distribuído ao doente, devolvido pelo doente e, finalmente, devolvido ao patrocinador.

Asseguram que todas as amostras de laboratório, tais como sangue, urina, tecidos, etc., são corretamente rotuladas, embaladas e armazenadas antes de serem enviadas para o laboratório central. Também coordenam regularmente com o laboratório central a receção atempada dos relatórios.

Alterações

Fazem o acompanhamento com o promotor para quaisquer alterações ao protocolo do estudo ou ao CIF e asseguram que as versões alteradas são implementadas no centro apenas após a aprovação escrita favorável do CRI.

Actividades pós-julgamento

Uma vez terminada a fase hospitalar do ensaio, a conclusão da documentação do estudo tornar-se-á o foco principal. Fazem uma verificação final dos formulários de relatório de caso (CRFs), mantêm um inventário de arquivo dos registos e CRFs num local seguro e coordenam as visitas de encerramento.

O CRC tem um papel fundamental num estudo de investigação. Embora o IP seja o principal responsável pela condução e gestão geral do projeto de investigação clínica, o sucesso de muitos ensaios depende da coordenação das actividades do CRC.

As responsabilidades do CRC incluem:
- Rever o protocolo e familiarizar-se com o programa de eventos e os critérios de inclusão e exclusão;
- Ajudar na avaliação da viabilidade do estudo;
- Trabalhar com o PI para desenvolver e implementar o recrutamento;
- Preparar materiais de estudo, incluindo documentos de consentimento informado, formulários de relatório de casos, registos de inscrição e registos de responsabilidade;
- Organização e manutenção de ficheiros de estudo, incluindo pastas regulamentares, documentação de origem específica do estudo e outros materiais;
- Gerir as submissões ao IRB, reunindo os documentos necessários e obtendo as aprovações exigidas;

- Gerir a apresentação de propostas e contratos;
- Participar em reuniões de investigadores, conforme necessário;
- Seleção dos sujeitos para elegibilidade de acordo com os critérios de inclusão e exclusão do protocolo;
- Ajudar o IP a garantir a inscrição adequada dos participantes no estudo e a monitorizar o recrutamento para atingir os objectivos do estudo;
- Coordenação dos testes e procedimentos dos participantes;
- Recolha de dados conforme exigido pelo protocolo;
- Assegurar que todos os testes e procedimentos de diagnóstico e monitorização sejam prontamente analisados pelo IP ou pelo seu representante;
- Monitorizar os dados para garantir a sua integridade e exatidão e responder a consultas de dados do protocolo por parte do promotor, do centro de coordenação ou da organização de investigação contratada (CRO), conforme aplicável;
- Assegurar que todos os desvios e violações do protocolo são devidamente documentados e comunicados ao IRB, ao promotor, ao centro de coordenação e ao CRO, conforme aplicável;
- Manter uma comunicação eficaz e contínua com o investigador principal, o patrocinador e os participantes na investigação durante o decurso do estudo;
- Supervisão do material e equipamento de estudo e manutenção do inventário, se necessário;
- Obter informações sobre a conta financeira para facilitar a faturação da investigação;
- Ajudar o IP a comunicar informações ao IRB, ao promotor, ao centro de coordenação e ao CRO, conforme aplicável;
- Conservar todos os registos do estudo em conformidade com os requisitos do patrocinador e com as políticas e procedimentos da Universidade;
- Facilitar as auditorias do patrocinador, do IRB e da FDA; e
- Colaborar com o IP e a Universidade para responder a eventuais constatações de auditoria e aplicar as recomendações aprovadas.

As responsabilidades do CRC não se limitam, evidentemente, às acima descritas; pelo contrário, elas
são ditadas pelos requisitos específicos de um determinado estudo.

CAPÍTULO 4

DOCUMENTOS ESSENCIAIS PARA OS ENSAIOS CLÍNICOS

Documentos essenciais do estudo que mais frequentemente requerem tradução no decurso de um estudo clínico.

Os documentos essenciais para os ensaios clínicos são os seguintes:
- Protocolo de estudo clínico
- Brochura do investigador
- Informações sobre o sujeito e formulário de consentimento informado
- Formulário de relatório de caso (CRF)
- Contratos e acordos
- Cartões de leite

PROTOCOLO DE ESTUDO CLÍNICO

Depois de determinados os objectivos e a conceção de um estudo clínico, estas questões devem ser documentadas no Protocolo do Estudo. O Protocolo de Estudo é um documento que contém instruções para todas as partes envolvidas no ensaio clínico que estabelecem objectivos específicos para cada participante e fornecem directrizes para o seu desempenho. O Protocolo de Estudo deve assegurar a realização adequada dos ensaios clínicos e a recolha e análise de dados que são posteriormente submetidos às autoridades regulamentares para revisão e consideração.

As secções seguintes devem ser incluídas no protocolo do estudo:
- Introdução (breve descrição do problema e do(s) regime(s) de tratamento)
- Objectivos e finalidades do estudo
- Duração do estudo
- Número de indivíduos
- Consentimento informado
- Parecer do Comité de Ética
- Critérios de seleção dos sujeitos:
    - Critérios de inclusão
    - Critérios de exclusão
- Metodologia:
    - Plano de estudo
    - Horário de estudo
    - Visitas de estudo
    - Avaliações do estudo / Procedimentos
    - Definição dos parâmetros de eficácia
    - Ciclos de tratamento
- Relatórios de segurança
    - Eventos adversos (EAs)
    - Acontecimentos adversos graves (SAEs)

- Valores anormais dos testes laboratoriais
  - Valores anómalos de outros parâmetros de segurança
  - Retirada do estudo
- Parâmetros clínicos laboratoriais
- Outros parâmetros de segurança
- Medicamentos concomitantes
- Análise de dados
- Apêndices

Os seguintes anexos podem ser incluídos no protocolo do estudo: Ficha de informação do doente/informação escrita e/ou formulário de consentimento informado (CIF). Os termos que possam ser de difícil compreensão para os participantes no estudo (tanto termos médicos como jurídicos) devem ser evitados na tradução dos documentos acima referidos que contenham informações sobre os doentes. Se forem utilizados termos especiais nos documentos, estes devem ser clarificados ou explicados.

Alteração do protocolo
A alteração do protocolo descreve alterações importantes ao protocolo de estudo inicial. A alteração do protocolo deve ser novamente aprovada pelo Comité de Ética.

Protocolo de conceção
Resumo do estudo:
O resumo do estudo deve incluir o seguinte:
- Título do protocolo
- Fase do estudo
- Duração do estudo
- Metodologia
- Local de estudo
- Número aproximado de sujeitos
- Nome, título, endereço e número de telefone do investigador principal, do co-investigador, dos patrocinadores e dos coordenadores do estudo
- Afiliação do investigador

Lista de abreviaturas:
Fornecer uma lista das abreviaturas utilizadas no protocolo do estudo.

Antecedentes/ Significado
- Nome e descrição do produto experimental
- Resumo dos resultados de estudos clínicos anteriores e dados clínicos até à data. Riscos e benefícios para o ser humano.
- Descrição da população a estudar.
Objectivos/Racionalidade/Pergunta de investigação

- Inclua uma descrição pormenorizada dos objectivos primários e secundários e da finalidade do estudo e indique claramente a sua hipótese de investigação ou a sua pergunta.
- Discutir a viabilidade do projeto.
- Fornecer pormenores sobre os recursos, as competências e a experiência necessários para a realização do estudo.

Desenho do estudo clínico:
- Pontos finais primários e secundários, caso existam, a serem medidos durante o estudo.
- Incluir as informações necessárias para responder à pergunta de investigação.
- Incluir a conceção do estudo, por exemplo, simples, duplamente cego, observacional, aleatório, retrospetivo, etc. Seria útil um diagrama esquemático da conceção do estudo.
- Incluir a quantidade de dosagem, o regime de dosagem do medicamento, a embalagem e a rotulagem do medicamento experimental.

Critérios de inclusão e exclusão dos sujeitos
- Incluir os critérios de inclusão dos sujeitos.
- Incluir os critérios de exclusão dos sujeitos.

Processo do formulário de consentimento informado
- Fornecer informações sobre os requisitos regulamentares do formulário de consentimento e sobre as línguas que serão utilizadas.
- Incluir uma análise das salvaguardas adicionais adotadas se forem incluídos no estudo indivíduos potencialmente vulneráveis

Comunicação de eventos adversos
- Descreva o seu plano para comunicar qualquer acontecimento adverso.
- Os acontecimentos adversos previstos devem ser claramente documentados.
- Identificar o tipo e a duração do acompanhamento e do tratamento para os indivíduos que sofram um acontecimento adverso.

Avaliação da segurança e da eficácia
- Ser específico quanto aos parâmetros de eficácia.
- Incluir os métodos e o calendário de avaliação, registo e análise dos parâmetros de eficácia.
- Especificar os parâmetros de segurança.
- Registar e comunicar corretamente todos os acontecimentos adversos e doenças inter-actuais.

Tratamento dos sujeitos:

- Enumerar todos os tratamentos a administrar, incluindo o nome do produto, a dose, a via de administração e o período de tratamento dos indivíduos.
- Incluir todos os medicamentos permitidos antes e durante o ensaio clínico.
- Incluir os procedimentos de controlo da conformidade dos sujeitos.

Plano de recolha de dados:
- Definir o tipo de instrumento de recolha de dados que será utilizado e enumerar todas as variáveis.
- Especificar se serão utilizadas bases de dados informatizadas.
- Identificar o software a utilizar.
- Explicar as medidas de precaução adoptadas para proteger os dados.

Acesso aos dados
- Se forem divulgados dados com identificadores do sujeito, especificar a(s) pessoa(s) ou agência a quem as informações serão divulgadas e o objetivo da divulgação.
- Abordar toda a monitorização, auditorias e inspecções regulamentares relacionadas com o estudo

Métodos estatísticos
- Descrever em pormenor os métodos estatísticos.
- Apresentar a justificação para a dimensão da amostra, os cálculos sobre o poder do ensaio e a justificação clínica.
- Procedimento de contabilização de dados em falta, não utilizados e espúrios.
- Procedimentos para a comunicação de desvios em relação ao plano estatístico original.
- Incluir as selecções de sujeitos a incluir nas análises

Conflito de interesses:
Identificar e documentar claramente qualquer relação consultiva que o investigador principal ou os co-investigadores tenham com uma entidade não USF relacionada com o protocolo que possa ser considerada um conflito de interesses real ou aparente.

Planos de publicação e apresentação:
Indique as reuniões ou conferências em que irá apresentar os dados e os resultados do seu estudo.

Linha do tempo:
Incluir uma descrição, por exemplo, a inscrição dos participantes no prazo de um mês, a recolha de dados no prazo de 6 meses, etc.

BROCHURA DO INVESTIGADOR (IB):

A Brochura do Investigador (BI) é uma compilação dos dados clínicos e não clínicos sobre o(s) produto(s) experimental(ais) que são relevantes para o estudo do(s) produto(s) em seres humanos.

Objetivo do IB.

O seu objetivo é fornecer informações a outros envolvidos no ensaio, tais como a dose, a frequência/intervalo da dose, os métodos de administração e os procedimentos de monitorização da segurança. A BI também fornece informações para apoiar a gestão clínica dos participantes no estudo durante o decurso do ensaio clínico. A informação deve ser apresentada de forma concisa e simples.

Contém informações pré-clínicas e clínicas relacionadas com um medicamento experimental. A informação deve ser apresentada de forma concisa, simples, objetiva e equilibrada, que deve ser tida em conta durante a tradução.

A Brochura do Investigador inclui

- Página de título, que contém o nome do promotor, a identificação do(s) produto(s) experimental(ais), o número e a data da edição, bem como o número e a data da edição que substitui. O Promotor pode querer incluir uma Declaração de Confidencialidade, dando instruções para que o BI seja tratado como um documento confidencial. Uma Brochura do Investigador normalizada inclui normalmente as seguintes secções

- Lista de abreviaturas
- Conteúdo
- Resumo - uma breve descrição das propriedades físicas, químicas e farmacêuticas significativas do produto experimental, bem como informações farmacológicas, toxicológicas, farmacocinéticas, metabólicas e terapêuticas que sejam relevantes para a fase adequada do ensaio clínico.
- A introdução fornece o nome químico (e os nomes genéricos e comerciais, se aprovados) do produto experimental, todos os componentes activos, a classe farmacológica, a justificação para a realização de mais investigação com o produto experimental e as indicações previstas para a sua utilização. Esta secção deve fornecer a abordagem geral a seguir na avaliação do medicamento experimental.
- Propriedades físicas, químicas e farmacêuticas e formulação do medicamento.
- Estudos não clínicos - esta secção fornece os dados de estudos em animais relativos às características farmacológicas, farmacocinéticas, metabólicas e toxicológicas não clínicas do medicamento experimental.
- Estudos clínicos - esta secção fornece informações sobre a farmacocinética, a biotransformação, a segurança e a eficácia em seres humanos; dados sobre a experiência pós-comercialização se o produto em investigação já tiver sido aprovado para utilização noutras indicações.
- Conclusões e orientações para o investigador
- Referências (as referências devem ser fornecidas no final de cada secção)

A Brochura do Investigador deve ser analisada pelo menos uma vez por ano e revista, se necessário, em conformidade com os procedimentos normalizados estabelecidos pela empresa de desenvolvimento de medicamentos.

CONSENTIMENTO INFORMADO

O consentimento informado é um dos elementos mais importantes do sistema que garante a ética das experiências médicas e a proteção dos direitos dos participantes no estudo.

O consentimento informado é um processo pelo qual um sujeito confirma voluntariamente a sua vontade de participar num ou noutro ensaio clínico, depois de ter sido informado de todos os aspectos do estudo. O consentimento informado deve ser documentado através de um Formulário de Consentimento Informado (FCI) escrito, assinado e datado.

Os potenciais participantes devem ser informados dos objectivos e métodos do estudo, do medicamento e do regime de tratamento, dos tratamentos alternativos disponíveis, dos riscos e benefícios potenciais e das possíveis complicações e desconfortos que podem advir da participação no estudo.

Com base na informação que recebeu e compreendeu, o potencial sujeito dá livremente o seu consentimento para participar num estudo. O consentimento esclarecido não deve ser obtido através de aliciamento ou coação. O sujeito deve estar ciente de que pode desistir do estudo em qualquer altura, sem que isso afecte de forma alguma os seus cuidados médicos futuros.

Os princípios fundamentais do consentimento informado

O sujeito deve ser informado do seguinte:

- os objectivos do julgamento;
- os métodos do ensaio;
- o(s) medicamento(s) do estudo e os regimes de tratamento;
- tratamento(s) alternativo(s) disponível(is);
- os riscos e benefícios potenciais, bem como os possíveis incómodos.

O sujeito deve compreender:

- que o consentimento informado deve ser dado livremente;
- que o consentimento não deve ser obtido por meio de indução ou coação;
- que pode retirar-se do estudo em qualquer altura;
- que a retirada do estudo não afectará os seus cuidados médicos futuros.

Consentimento informado do sujeito:

Antes do início do estudo, o(s) investigador(es) deve(m) obter a aprovação do Comité de Ética para o formulário de consentimento informado escrito e para todas as informações fornecidas aos participantes e/ou aos seus representantes legais ou tutores, bem como a uma testemunha imparcial.

A informação deve ser dada aos Sujeitos e/ou aos seus representantes legais ou tutores numa língua e a um nível de complexidade compreensíveis para o(s) Sujeito(s), tanto na forma escrita como oral, sempre que possível.

Deve ser dada aos sujeitos, aos seus representantes legais ou aos tutores uma ampla oportunidade e tempo para se informarem sobre os pormenores do estudo e todas as perguntas devem ser respondidas de forma satisfatória.

Antes da participação do sujeito no estudo, o formulário de consentimento informado escrito deve ser assinado e datado pessoalmente por

- 1. (i) O Sujeito ou (ii) se o Sujeito for incapaz de dar um Consentimento Informado, por exemplo, se for uma criança, estiver inconsciente ou sofrer de doença ou deficiência mental grave, pelo representante legal ou tutor do Sujeito ou (iii) se o Sujeito e o seu representante legal ou tutor não souberem ler/escrever,
- 2. Uma testemunha imparcial que deve estar presente durante toda a discussão do consentimento informado
- 3. O Investigador

Informações essenciais para a investigação prospetiva sobre os sujeitos:

Antes de solicitar o consentimento de um indivíduo para participar na investigação, o investigador deve fornecer-lhe as seguintes informações na língua que ele possa compreender, as quais devem não só ser cientificamente exactas mas também sensíveis ao seu contexto social e cultural:

- os objectivos e métodos da investigação;
- a duração prevista da participação do sujeito;
- os benefícios que podem ser razoavelmente esperados como resultado da investigação para o sujeito ou para terceiros;
- quaisquer procedimentos alternativos ou cursos de tratamento que possam ser tão vantajosos para o sujeito como o procedimento
- qualquer risco ou desconforto previsível para o sujeito resultante da participação no estudo;
- direito de impedir a utilização da sua amostra biológica (ADN, linha celular, etc.) em qualquer altura durante a realização da investigação;
- a medida em que a confidencialidade dos registos poderá ser capaz de salvaguardar a confidencialidade e as consequências previstas da violação da confidencialidade;
- tratamento gratuito de lesões relacionadas com a investigação por parte do investigador/instituição;
- indemnização dos sujeitos por invalidez ou morte resultante de tais lesões;
- liberdade do indivíduo/família de participar e de se retirar da investigação em qualquer altura sem penalização ou perda de benefícios a que o sujeito teria direito;

- a identidade das equipas de investigação e das pessoas de contacto com endereço e números de telefone;
- extensão previsível da informação sobre as possíveis utilizações actuais e futuras do material biológico e dos dados a gerar a partir da investigação e se o material é suscetível de ser utilizado para fins secundários ou de ser partilhado com outros. menção clara do mesmo;
- risco de descoberta de informações biologicamente sensíveis;
- Publicação, se for caso disso, incluindo fotografias e diagramas genealógicos.

A qualidade do consentimento de certos grupos sociais exige uma análise cuidadosa, uma vez que o seu acordo em serem voluntários pode ser indevidamente influenciado pelo Investigador.

Consentimento informado num estudo não terapêutico:
    No caso de um estudo não terapêutico, o consentimento deve ser sempre dado pelo sujeito. Os estudos não terapêuticos podem ser efectuados em indivíduos com o consentimento de um representante legal ou tutor, desde que estejam preenchidas todas as condições seguintes:
    1. O objetivo do estudo não pode ser alcançado através de um ensaio em indivíduos que possam dar pessoalmente o seu consentimento esclarecido
    2. Os riscos previsíveis para o(s) sujeito(s) são reduzidos
    3. É expressamente solicitada a aprovação escrita do Comité de Ética para a inclusão desse(s) sujeito(s)

RELATÓRIOS DE PROGRESSO DOS ESTUDOS
    O Investigador deve apresentar ao Comité de Ética relatórios escritos sobre os progressos do estudo. Estes podem ser o relatório intercalar sobre os resultados provisórios do estudo e a sua avaliação com base na análise efectuada no decurso do estudo, ou o relatório final - descrição completa e abrangente do estudo, incluindo a descrição dos materiais de investigação, a conceção do estudo e a apresentação e avaliação dos resultados da análise estatística. Além disso, o Investigador deve preparar os relatórios escritos sobre todas as alterações importantes que possam afetar a realização do estudo e/ou aumentar o risco para os participantes no estudo. Estes são os seguintes: Relatório de acontecimentos adversos ou relatório de reacções adversas a medicamentos, formulário de entrada do doente (cartão de entrada do doente/formulário de notificação do doente) e formulário de retirada do doente, relatório de desvio/violação do protocolo, relatório de conclusão do estudo, etc.
    A comunicação dos progressos do estudo não é apenas da responsabilidade do investigador, mas também o monitor do estudo deve fornecer os relatórios escritos em cada visita de monitorização do estudo (relatório do monitor). O Relatório de Peritos é preparado para as autoridades regulamentares por um perito no domínio adequado (responsável da empresa ou pessoa independente) e abrange diferentes aspectos do desenvolvimento do medicamento.

FORMULÁRIO DE RELATÓRIO DE CASO (CRF)

O formulário de registo/relatório de caso é um documento em papel ou eletrónico concebido para registar todas as informações relativas a um sujeito de estudo individual exigidas pelo protocolo do estudo.

O formulário de registo de processo é utilizado para vários fins:
- Assegurar a recolha de dados em conformidade com o protocolo do estudo;
- Assegurar o cumprimento dos requisitos das autoridades reguladoras em matéria de recolha de dados;
- Facilitar o processamento e a análise eficazes e abrangentes dos dados, a comunicação dos resultados e promover a partilha de dados de segurança entre a equipa do estudo e outros departamentos da instituição.

Os dados recolhidos no centro de estudo durante o decurso de um estudo devem ser abrangentes e fornecer informações verdadeiras e justas sobre o que aconteceu a cada sujeito do estudo. Só se os critérios acima referidos forem cumpridos, o estudo responderá de forma fiável às questões relativas à eficácia e segurança do medicamento experimental.

Todos os CRFs devem incluir os seguintes dados:
- Título e número do estudo;
- Nome do investigador;
- Identificação do sujeito do estudo/doente (número e iniciais);
- Critérios de inclusão/exclusão;
- Dados demográficos;
- Descrição pormenorizada dos regimes de dosagem do medicamento experimental;
- Tratamento concomitante;
- Acontecimentos adversos (efeitos secundários e doenças intercorrentes);
- Conclusão sobre a saúde do sujeito;
- Assinatura e data do investigador.

Além disso, os CRF devem incluir páginas especiais para registar as seguintes informações
- História médica anterior;
- Resultados do exame físico;
- Diagnósticos primários e secundários;
- Tratamento anterior relevante;
- Características de base, resultados das avaliações intercalares, avaliação dos parâmetros de eficácia, testes laboratoriais, descrição dos procedimentos do estudo, etc.

Todos os CRF devem ser legíveis e adequados para duplicação e eventual partilha adicional.

O CRF é um documento do ensaio para recolher e registar informação relacionada com o doente de uma forma padronizada e uniforme. Isto é importante para a equipa do ensaio clínico porque a análise e a comunicação dos resultados do ensaio baseiam-se em grande parte na exaustividade e exatidão dos dados registados de cada doente recrutado no ensaio. O CRF pode ser feito em papel ou em formato eletrónico, permitindo a introdução direta dos dados na base de dados. O CRF deve ser distinguido do protocolo que fornece a metodologia pormenorizada.

Um bom CRF deve ter as seguintes características
- Deve ser claro, sistemático e inequívoco.
- Deve fornecer instruções exaustivas a serem seguidas pelo investigador para obter informações completas de acordo com o protocolo aprovado e os requisitos regulamentares.
- Deve fornecer orientações sobre os critérios de elegibilidade para que o doente continue no ensaio.
- A conceção deve minimizar as incertezas e facilitar a verificação das entradas (por exemplo, verificação cruzada entre dados relacionados) pelo monitor.
- Deve facilitar a conceção e a criação de uma base de dados limpa que exija um mínimo de resolução de questões entre o investigador, o monitor e o gestor de dados.

Conceção e desenvolvimento do CRF
Uma boa conceção do QCR requer uma contribuição significativa e uma revisão repetida por parte de um membro da equipa de peritos para atingir os objectivos. A equipa é constituída por:
1. Projetista do CRF
2. Consultor médico
3. Monitorização clínica
4. Responsável pela introdução de dados
5. Gestor de dados
6. Estatístico

Objetivo das informações a recolher
Os dados recolhidos através do CRF devem abordar duas questões principais:
1. hipótese de estudo.
2. segurança dos medicamentos.

O CRF deve fornecer os dados exactos necessários para atingir os objectivos propostos no protocolo do estudo. O registo honesto e completo das informações num padrão conforme com as BPC evita discrepâncias e acelera o processo de aprovação do medicamento.

INSTRUÇÕES PARA O PREENCHIMENTO DO CRF

O investigador deve receber instruções claras para o preenchimento do CRF no que diz respeito à elegibilidade do sujeito, às avaliações em cada visita, à conformidade do sujeito, à medicação concomitante, ao registo de eventos adversos, etc. As instruções podem ser apresentadas sob a forma de um manual de instruções ou de uma página de instruções que acompanhe o CRF.

ERROS NA ENTRADA CRF

Apesar das instruções e orientações fornecidas para o preenchimento do CRF, foram identificados vários erros durante as visitas de controlo e ao nível da introdução de dados. Informações incompletas e em falta conduzem a uma má qualidade dos dados, o que pode afetar o resultado do estudo. Todos os erros identificados têm de ser rectificados antes da introdução e da análise dos dados. Os erros comuns encontrados no CRF preenchido são os seguintes

1. Inconsistências entre o documento de origem e o CRF
2. Dados em falta
3. Incoerências nas visitas
4. Dados ilegíveis
5. Erros de ortografia
6. Campos de comentário obrigatórios" em branco
7. Terminologia inaceitável
8. Falta de assinatura dos inspectores.

CRF eletrónico

A versão eletrónica do formulário de notificação de casos está a ganhar importância devido à facilidade de aplicação, em comparação com o CRF em papel. Devido ao avanço das tecnologias da informação e à necessidade de uma melhor gestão dos dados, a atual atenção foi transferida para a versão eletrónica do CRF.

A captura eletrónica de dados (CED) tem sido uma ferramenta eficaz para acelerar o processo de introdução de dados e melhorar a qualidade dos dados obtidos durante um ensaio.

Tipos de e-CRF

O e-CRF existe em dois formatos

1.Formato de ficheiro de imagem com etiquetas (TIFF)
2. Formato de documento portátil (PDF)

DIFERENÇAS ENTRE o e-CRF E O PAPEL CRF

Embora existam diferenças intrínsecas entre o CRF eletrónico e o CRF em papel, as impressões visuais de ambos devem permanecer as mesmas.

- O CRF em papel pode ser visto como um folheto, ao passo que no e-CRF só é apresentada uma única página no ecrã.
- Num CRF em papel, a limpeza e a revisão dos dados é um processo difícil e moroso que foi simplificado com o e-CRF.

- Os elevados custos e atrasos associados à impressão, encadernação, envio e rastreio do CRF em papel podem ser evitados com o e-CRF. Além disso, minimiza a produção de resíduos resultantes de registos CRF impressos não utilizados.
- Ao contrário do CRF em papel, o e-CRF evita a dupla introdução de dados, erros ortográficos e problemas de legibilidade durante a introdução dos dados.
- O registo de informações excedentárias no CRF em papel pode levar a uma sobrelotação que pode ser evitada no e-CRF, bastando clicar no ícone "adicionar outro".
- Os problemas associados ao arquivo do CRF em papel, nomeadamente o espaço, as condições de armazenamento, a recuperação dos dados, etc., não se colocam com o eCRF.
- A confidencialidade dos dados é elevada no eCRF em comparação com o CRF em papel devido à segurança proporcionada pela proteção por palavra-passe.
- A qualidade dos dados pode ser verificada por análise remota sem qualquer visita pessoal ao local e os prazos de introdução de dados podem ser controlados no eCRF, o que não é possível com o CRF em papel.

CONTRATOS E ACORDOS

Um Acordo de Ensaio Clínico (AEC) é um acordo juridicamente vinculativo que gere a relação entre o promotor que pode estar a fornecer o medicamento ou dispositivo do estudo, o apoio financeiro e/ou informações proprietárias e a instituição que pode estar a fornecer dados e/ou resultados, publicação, entrada em propriedade intelectual adicional. É importante ter um AIC para a atribuição de riscos, responsabilidades, fundos, obrigações e para a proteção da propriedade e integridade académica, jurídica e intelectual.

Um acordo de ensaios clínicos deve descrever e reconhecer as responsabilidades, os termos de colaboração, os requisitos de pagamento e reembolso, os termos de publicação e de propriedade intelectual, a indemnização e/ou o seguro, a cobertura de lesões corporais, as directrizes para a resolução de litígios, os motivos para a rescisão do contrato e a possibilidade de alterar os termos do contrato no futuro.

Muitas partes podem estar envolvidas na condução e gestão de um ensaio clínico e é importante que cada parte tenha uma referência clara do que se espera dela. Os contratos e acordos devem ser celebrados antes do início de qualquer ensaio e devem ser objeto de revisão periódica para garantir que se mantêm actualizados e relevantes. O conteúdo dos contratos e acordos deve incluir

- As normas aplicáveis (para os ensaios clínicos de medicamentos experimentais (CTIMP), tal incluiria os regulamentos relativos aos ensaios clínicos)
- Os papéis e as responsabilidades das várias partes
- Os procedimentos a adotar
- As linhas de comunicação.

Os contratos e acordos podem ser formados a vários níveis; internos ou externos e legais ou não legais. Os exemplos incluem, mas não se limitam a:

- Acordos de co-patrocínio (que definem as responsabilidades jurídicas assumidas pelas partes ao abrigo dos regulamentos relativos aos ensaios clínicos)
- Acordos de financiamento (termos e condições relacionados com qualquer financiamento concedido)
- Acordo de Ensaio Clínico/Acordos com o Local
- Acordos de colaboração
- Acordos de propriedade intelectual
- Acordos de comercialização
- Acordos de nível de serviço (com fornecedores externos, tais como laboratórios centrais, estatísticos externos)
- Acordos de transferência de material (requisitos de manuseamento de material, como amostras de tecidos, transferido de uma organização para outra)
- Acordos técnicos de farmácia (para abranger os processos aplicados ao ME, como a embalagem, o fabrico e a radiomarcação) - Ver a estação de fornecimentos para ensaios.

Para ensaios não comerciais realizados em Inglaterra, a Declaração de Actividades da HRA pode ser utilizada como acordo entre o promotor e um centro participante e pode ser consultada no sítio Web da HRA.

A nível do centro, devem ser documentadas e acordadas as funções e responsabilidades do investigador principal, especialmente se lhe forem delegadas tarefas de patrocinador.

CARTÕES DE LEITE

O diário do sujeito, frequentemente designado por diário do doente, é uma ferramenta utilizada nos ensaios clínicos. Podem existir três tipos de tecnologias de diários.

- cartões de papel ou folhetos configurados para ajudar o sujeito a seguir as instruções do protocolo clínico.
- Mais recentemente, têm sido utilizados meios electrónicos, tais como números de telefone com perguntas a responder por computador (sistemas interactivos de resposta por voz, IVRS) e dispositivos portáteis com alarmes e avisos de menu para guiar o sujeito através dos requisitos do protocolo - agendas electrónicas.

O resultado relatado pelo doente é normalmente recolhido através do diário do sujeito. O diário do sujeito também pode ser utilizado para recolher informações sobre:

- Sintomas diários, actividades diárias
- Avaliação da segurança (por exemplo, acontecimentos adversos, exacerbações)
- Utilização da medicação do estudo para medir a conformidade
- Utilização da medicação concomitante

- Episódios de doença numa base diária

O diário não tem de ser preenchido diariamente. Há estudos que utilizam um diário e os sujeitos escrevem num diário cada vez que tomam a medicação,

As orientações da FDA enumeram três razões para recolher os dados comunicados pelo sujeito:
- Alguns efeitos do tratamento são conhecidos apenas pelo doente;
- Existe um desejo de conhecer a perspetiva do doente sobre a eficácia de um tratamento;
- A avaliação sistemática da perspetiva do doente pode fornecer informações valiosas que podem ser perdidas quando essa perspetiva é filtrada através da avaliação que o médico faz da resposta do doente às perguntas da entrevista clínica.

O inconveniente dos dados diários é
- A fiabilidade dos dados ou a qualidade dos dados.
- O sujeito pode perder os diários, esquecer-se de os preencher ou esquecer-se de os preencher em tempo real e, na pior das hipóteses, falsificar informações.
- Para garantir que os diários dos participantes cumprem as normas GCP, são fundamentais os seguintes aspectos

No início de um estudo, o pessoal do centro deve explicar a cada sujeito (ou pai) a importância do diário e a forma como o sujeito deve registar os dados no mesmo. O pessoal do centro deve rever o diário em cada visita; as deficiências e as tentativas de as corrigir devem ser anotadas nos registos de origem. A equipa do centro deve garantir que os diários são devolvidos na altura indicada no protocolo do ensaio. Se o diário de um doente não for devolvido, o centro deve fazer várias tentativas para o recuperar. Estas tentativas devem ser documentadas no registo médico do sujeito.

Embora os auditores clínicos e os inspectores da FDA reconheçam que os diários representam frequentemente um problema de documentação de origem, esperam ver esforços documentados para minimizar estes problemas. Os diários demasiado organizados, todos com o mesmo aspeto ou que tenham sido reescritos pelo coordenador do estudo levantarão certamente suspeitas.

O coordenador do estudo devia rever os cartões do diário do doente com o doente durante cada visita programada e, se possível, consultar o doente para obter qualquer informação em falta na visita programada

Os cartões do diário incluíam informações sobre
- se o sujeito tomou as doses de medicação de manhã e à noite
- se foram tomados quaisquer medicamentos concomitantes
- o nome da medicação concomitante tomada

- interrupções da atividade diária habitual devido à dor
- se foi consultado algum serviço médico devido a dores
- o nome do estabelecimento de saúde visitado e o nível de dor diária sentida, numa escala de 0 a 10.

De acordo com o protocolo, as informações contidas nos cartões diários dos doentes deviam ser registadas no formulário de relatório de caso (CRF) adequado.

CAPÍTULO 5

ACTIVIDADES DE ARRANQUE DE ENSAIOS CLÍNICOS

ESTUDOS DE VIABILIDADE DE SÍTIOS

A viabilidade de um ensaio clínico é um dos primeiros passos na realização de um ensaio clínico. Este processo inclui a avaliação da capacidade interna e ambiental, o alinhamento do ensaio clínico em termos de conceção do estudo, dose do produto experimental, comparador, tipo de doente, com o ambiente local e a avaliação do potencial de realização do ensaio clínico num país específico.

O que é a viabilidade de um ensaio clínico?

Em termos gerais, a viabilidade de um ensaio clínico é um processo de avaliação da possibilidade de realizar um determinado programa/ensaio clínico numa determinada região geográfica, com o objetivo global de otimizar a realização do projeto em termos de prazos, objectivos e custos.

Importância da viabilidade dos ensaios clínicos:
Existem vantagens claras na realização de ensaios clínicos nestas áreas, tais como um maior potencial de recrutamento e custos mais baixos, mas existem desafios como a variabilidade da prática clínica, regulamentos, processos éticos e directrizes locais.

As viabilidades dos ensaios clínicos ajudam, de facto, a identificar antecipadamente estes desafios e a tomar uma decisão sobre a forma de trabalhar eficazmente com diferentes países e locais com os respectivos desafios. As viabilidades ajudam a identificar práticas específicas da região ou mesmo da instituição que podem ter um impacto na conclusão global do estudo.

Do ponto de vista da equipa de estudo, as viabilidades ajudariam:
- Verificar se a doença em estudo é relevante para a população de doentes
- A conceção do estudo na sua forma atual, os comparadores e as visitas dos sujeitos são aceitáveis?
- Quais são os desafios regulamentares e éticos previstos?
- Quais são os prazos gerais para a aprovação do estudo e o arranque do centro?
- Qual é o compromisso global dos potenciais parceiros - escritórios nacionais, CROs, locais - para a conclusão do programa?

As possibilidades são frequentemente geridas pelas equipas de estudo globais, mas a execução efectiva é feita pelas delegações nacionais (patrocinador) ou pelas organizações de investigação contratadas (CRO).

Tipos de viabilidade
Podem existir três grandes tipos de viabilidade:

(a) Nível do programa:
Isto diz respeito a todo o programa de estudos planeado, por exemplo, um programa sobre antibacterianos numa variedade de infecções

(b) Nível de estudo:
Isto é muito específico para um determinado estudo, por exemplo, um antibacteriano em infecções da pele e dos tecidos moles
(c) Nível do sítio ou do investigador:
Trata-se de um aspeto mais específico relacionado com a realização do estudo num determinado hospital/clínica

Nível do sítio ou do investigador:
Esta é, de facto, a micro viabilidade - decidir se se deve ou não trabalhar com um investigador e identificar desafios e soluções prováveis. A seleção do local certo é de extrema importância. As equipas de estudo fornecem supervisão e orientação gerais. É constituída pelos seguintes elementos

Aspectos clínicos:
- Avaliar o grau de preparação do investigador em termos de cuidados padrão (por exemplo, tipo de medicamentos, dosagem),
- População real do estudo versus a população de doentes tratada ou observada pelo potencial investigador,
- A disponibilidade e a aceitação dos antecedentes e da terapia comparativa, bem como a familiaridade com a utilização das ferramentas e da tecnologia, são efectuadas ao nível da viabilidade do investigador.

Dados demográficos do sítio:
- Os dados demográficos do centro ajudam-nos a avaliar o tipo de prática clínica (hospitalar ou ambulatória), a experiência anterior em ensaios clínicos e a disponibilidade de coordenadores de estudos, farmacêuticos e enfermeiros.
- Isto ajuda a avaliar a "competência" do investigador/centro para realizar o ensaio clínico, não necessariamente em termos de conhecimentos médicos, mas mais em termos de conhecimentos relacionados com o protocolo, disponibilidade de pessoal, etc.

Recrutamento e retenção:
- Esta é a secção mais importante da viabilidade do centro. Ajuda-nos a encontrar o potencial de recrutamento, especificamente em indivíduos previstos por mês e em todo o ensaio.
- Ajuda a decidir se queremos explorar outros sítios e, por outro lado, ajuda a acompanhar o desempenho do sítio durante a realização do estudo.

- Outras informações recolhidas incluem considerações éticas, presença de estudos concorrentes, experiência anterior na realização de estudos semelhantes, etc.

Aspectos éticos:
- Isto também ajuda no arranque e planeamento do local. Inclui os requisitos do comité de ética, os requisitos das traduções, etc., e o processo global de autorização ética.

Infra-estruturas do sítio:
- A maioria dos estudos clínicos tem requisitos específicos relacionados com o armazenamento de medicamentos, o processamento de amostras biológicas, por exemplo, centrífuga refrigerada, etc. Por conseguinte, é importante avaliar as capacidades do centro em relação a esses requisitos, quer estejam disponíveis no centro ou tenham de ser adquiridos. A maioria dos estudos também terá e-CRFs, pelo que podemos avaliar se os centros têm capacidade para utilizar a recolha eletrónica de dados e se estão familiarizados com essas ferramentas.

Qualidade:
- Um outro aspeto que também precisa de ser avaliado é o facto de os locais terem sido submetidos a auditorias do promotor/locais independentes no passado.
- Em segundo lugar, nos últimos anos, a FDA, a EMEA e algumas outras agências reguladoras na Índia e noutros países emergentes efectuaram inspecções às instalações. Pode ser aconselhável verificar se o local foi submetido a alguma destas inspecções e, em caso afirmativo, se foram levantadas quaisquer preocupações. Isto também ajuda as equipas a afetar os recursos adequados e a proporcionar formação adequada no período de arranque.

Viabilidade do ensaio como uma abordagem de equipa Embora as equipas operacionais clínicas sejam globalmente responsáveis pela realização de ensaios clínicos,

Papéis de equipas específicas na viabilidade
Operações clínicas:
A equipa de operações clínicas pode fornecer informações valiosas sobre aspectos operacionais específicos do estudo com base na experiência anterior, incluindo o tempo global de arranque, a necessidade de questionários traduzidos, a qualidade e as infra-estruturas.

Assuntos médicos:

A equipa de Assuntos Médicos pode assumir a responsabilidade de responder a perguntas sobre a prevalência da doença, os sintomas e sinais apresentados pelos doentes, a gestão dos doentes, como o diagnóstico, os cuidados padrão e o prognóstico geral.

Equipas comerciais:

Nas empresas farmacêuticas, as equipas comerciais, como as de marketing e vendas, são muitas vezes uma fonte de informação sobre a dimensão do mercado de uma determinada área terapêutica e classe de produtos, bem como sobre a disponibilidade de um comparador ou de uma terapia de fundo. Em qualquer caso, essas informações podem ser verificadas pelas equipas médicas/clínicas de forma adequada. Por último, as equipas comerciais também podem fornecer nomes de novos locais com os quais as equipas clínicas podem não ter qualquer experiência.

Conselhos práticos para uma boa viabilidade
Passo 1: Constituir uma equipa com funções, responsabilidades e prazos bem definidos.
Etapa 2: Selecionar bons clínicos ou potenciais investigadores para os contributos.
Etapa 3: Recolha o máximo de dados possível, mas faça a sua própria recolha.
Etapa 4: Cumprir o horário a qualquer preço.
Passo 5: Reveja, reveja e reveja antes de o enviar ao requerente. Seja específico nas suas respostas.

SELECÇÃO DO SÍTIO

O processo de seleção do centro deve ser conduzido de acordo com o Processo Operacional Normalizado (SOP) formal do promotor. A seleção do centro é um processo rigoroso na realização de ensaios clínicos com sucesso, eficiência e em conformidade com as directrizes regulamentares. Ao escolher os centros de ensaios clínicos, há uma série de factores que requerem uma análise cuidadosa, mas o primeiro e mais importante deve ser sempre a capacidade dos centros para recolher dados de alta qualidade.

Esta declaração abrangente engloba:
- A experiência e as qualificações do pessoal do sítio.
- A disponibilidade de doentes adequados que satisfaçam os critérios de entrada no protocolo.
- Capacidade para efetuar as avaliações clínicas necessárias.

A seleção do centro exige o devido esforço por parte do promotor para garantir que o centro de ensaio clínico proposto satisfaz todas as considerações para a realização de um ensaio clínico bem sucedido.

Considerações sobre a seleção do local

- Experiência e qualificações do investigador, juntamente com o monitor.
- Experiência e qualificações do coordenador do estudo e de outro pessoal.
- Disponibilidade de uma população de doentes adequada.
- Disponibilidade de equipamento de diagnóstico ou terapêutico especializado.
- Registo de experiência em ensaios anteriores semelhantes.
- Localização geográfica (incluindo internacional)
- Taxa prevista de recrutamento de doentes.
- Calendário das reuniões do Conselho de Revisão Institucional.
- Negociações contratuais e orçamentais.
- Historial regulamentar (auditorias da FDA, "lista negra").

O formulário de qualificação do sítio

Deve ser elaborado um formulário (ou "questionário") de qualificação do local específico do estudo para avaliar a compatibilidade de um local com os requisitos e expectativas do estudo.

A visita de qualificação do local

O promotor deve considerar a realização de visitas de qualificação do local para verificar e/ou explorar mais profundamente as respostas do local no Formulário de Qualificação do Local, que podem ser realizadas pessoalmente, por telefone ou, em alguns casos, nem sequer ser realizadas. As visitas são normalmente realizadas quando não existe uma relação de trabalho anterior entre o promotor e o local, ou quando passou um período de tempo significativo desde que trabalharam juntos num projeto anterior.

Documentação

O processo de seleção do centro deve ser conduzido de acordo com o Processo Operacional Normalizado (SOP) formal do promotor. Os materiais relacionados com a seleção do centro devem ser conservados para todos os potenciais investigadores, quer sejam ou não seleccionados para participar no estudo. Esses materiais devem incluir uma folha de cálculo ou uma lista de todos os centros considerados, que identifique claramente o(s) motivo(s) da seleção ou não seleção, e todos os documentos devem ser atribuíveis.

SELECÇÃO DO INVESTIGADOR

O promotor é responsável pela seleção do(s) investigador(es)/instituição(ões). O investigador principal (IP) ou um investigador que desempenhe um papel fundamental no recrutamento de doentes, na análise dos dados, na publicação dos resultados e na intervenção em conferências. Cada investigador deve ser qualificado pela sua formação e experiência e deve dispor de recursos adequados para conduzir corretamente o ensaio para o qual foi selecionado.

A seleção do investigador baseia-se em:

- Educação
- Formação
- Experiência

O investigador deve fornecer uma cópia: do curriculum vitae e/ou de outros documentos relevantes solicitados pelo promotor, pelo comité de ética, pelo CRO ou pelas autoridades regulamentares.

Deve compreender claramente as exigências em termos de tempo e de outros recursos e garantir que estes podem ser disponibilizados durante todo o período do estudo.

O Investigador deve ser capaz de demonstrar o seu potencial para recrutar o número necessário de indivíduos adequados dentro do período de recrutamento acordado.

O investigador deve dispor de tempo suficiente para conduzir e completar corretamente o ensaio dentro do período de ensaio acordado .

O investigador deve dispor de um número adequado de pessoal qualificado e de instalações adequadas para a duração prevista do ensaio, a fim de o efetuar de forma correcta e segura.

O investigador deve estar perfeitamente familiarizado com o:

- Segurança.
- Eficácia
- Utilização adequada do produto experimental, tal como descrito no protocolo
- Brochura do investigador
- Outras fontes de informação fornecidas pelo promotor.

O investigador deve ter conhecimento e cumprir:

- GCP's
- SOP's
- Requisitos regulamentares aplicáveis.

Acordo do investigador/instituição:

- Conduzir o ensaio em conformidade com as BPC, com o(s) requisito(s) regulamentar(es) aplicável(eis) e com o protocolo acordado pelo promotor e aprovado/aprovado favoravelmente pelo CRI/CEI
- Cumprir os procedimentos de registo/comunicação de dados;
- Permitir o controlo, a auditoria e a inspeção
- Conservar os documentos essenciais relacionados com o ensaio até que o promotor informe o investigador/instituição de que esses documentos já não são necessários.

Os factores que devem influenciar a seleção do local do investigador incluem

- Interesse pela questão de investigação
- Experiência e qualificações do investigador
- Pessoal suficiente para efetuar o estudo e respectiva experiência e qualificações
- Disponibilidade de uma população de doentes adequada:

- o Taxa prevista de recrutamento de doentes (determinada através de avaliações de viabilidade)
  - o Estudos conflituosos (competindo pela população de doentes e potencialmente introduzindo um viés de recrutamento)
- Tempo suficiente para conduzir e supervisionar o ensaio
- Instalações adequadas:
  - o Disponibilidade de qualquer equipamento especializado de diagnóstico ou terapêutico exigido pelo protocolo
  - o Espaço e condições de armazenamento adequados (incluindo arquivo)
  - o Recursos disponíveis nos serviços de apoio do SNS
- Registo de experiências anteriores em ensaios semelhantes
- Localização geográfica
- Negociações e acordos contratuais e orçamentais.

VISITA PRÉ-ESTUDO

Dependendo da empresa para a qual trabalha e dos Procedimentos Operacionais Normalizados (SOPs), pode ser necessário efetuaruma Visita Pré-Estudo (PSV) presencial antes de um investigador ser iniciado para participar num ensaio clínico,

OBJECTIVO:-
- Analisar a adequação do centro, a formação e a experiência do pessoal do estudo, o acesso à população de doentes correcta e o interesse do centro no estudo.
- Esta visita dura normalmente 2 a 4 horas. Após a sua visita, é provável que tenha de preencher um modelo de relatório ou uma avaliação e enviar uma carta de acompanhamento para agradecer ao sítio por o ter recebido e informar se foi ou não selecionado para participar no estudo.

Instalações que incluem:
- Salas de exame para avaliação e tratamento de pessoas
- Área do laboratório
- Quaisquer áreas de ensaio especiais
- Farmácia; farmácia satélite, se for caso disso
- Unidade hospitalar, se aplicável
- Áreas de trabalho para o pessoal de investigação
- Áreas de armazenamento do medicamento em estudo
- Zonas de armazenamento de materiais
- Áreas de armazenamento para documentos de estudo
- Áreas de armazenamento de espécimes, se aplicável
- Área de introdução de dados, se for caso disso

Discutir o seguinte:

- Comentários e perguntas da análise do protocolo pelo pessoal do local
- Quaisquer pedidos de alterações específicas do local do protocolo
- IRB (central ou local)
- Laboratório (central ou local)
- Previsão de eventuais procedimentos especializados
- Quaisquer procedimentos especializados de introdução de dados
- Espaço de armazenamento necessário para o medicamento de estudo, equipamento especializado, computadores, etc.
- Processamento e armazenamento de espécimes
- Certificações IATA para o pessoal aplicável

Apresentar uma panorâmica do processo de gestão do estudo, incluindo:
- responsabilidades do patrocinador (contratuais e SOPs)
- Plano de controlo
- Comunicação
- Visão geral da gestão de dados

Discutir o seguinte:
- Os benefícios do estudo para a população de doentes do centro
- Inscrição prevista, estratégias de recrutamento de doentes
- Política de publicação
- Disponibilidade de pessoal qualificado, experiente e suficiente no local para efetuar este estudo
- Lista de ensaios clínicos genéricos com o número de doentes necessários, recrutados e concluídos (globalmente e concluídos recentemente)
- Resultados de eventuais auditorias da FDA ou de outras auditorias a sítios, eventuais avisos ou outras constatações, se a auditoria tiver sido concluída
- Exclusão de qualquer programa federal de saúde, como o Medicare ou o Medicaid
- Capacidade do sítio para a recolha eletrónica de dados
- Quaisquer políticas relativas ao acesso a registos médicos electrónicos que possam afetar o acesso do monitor aos registos médicos
- Cópias de quaisquer publicações do pessoal de investigação relevantes para o estudo clínico em causa
- Estimativa do número de potenciais participantes no estudo, quaisquer preocupações relativas ao recrutamento de participantes no estudo
- Calendário previsto para o estudo
- Informações sobre datas importantes, tais como:
    - Reunião de investigadores
    - Visita de início do estudo
    - Disponibilidade do medicamento em estudo, se aplicável
    - Data final prevista para o registo de doentes

Determinar se existem outras informações que o sítio requer

Notificar o centro por escrito se for selecionado para participar no ensaio clínico. Quando o protocolo estiver finalizado, preparar o seguinte e fornecer ao local:
- Formulário de consentimento informado
- Apresentação/aprovação do IRB
- Orçamento final

Lista de verificação para efetuar a visita de qualificação do local:
- Protocolo e procedimento do estudo
- Consentimento informado
- Documentos de origem
- Verificação dos dados de origem
- Controlo e auditorias
- Requisitos de tradução
- Aspeto financeiro
- Assunto seguro
- Exigência do comité de ética
- Experiência do investigador e do pessoal do ensaio
- Farmácia
- Área de arrumação e especialista em estudos
- Laboratório
- Instalação de arquivo

REUNIÃO DE INVESTIGADORES

A reunião de investigadores é um evento que faz com que todos os investigadores principais e investigadores se reúnam pessoalmente num único local para discutirem e receberem formação sobre o protocolo do estudo clínico. O patrocinador organiza a reunião de investigadores e fornece formação prática e orientação aos investigadores e coordenadores do estudo. O objetivo da reunião de investigadores é apresentar um investigador ao outro numa única plataforma, onde cada investigador é apresentado ao estudo de investigação como um todo e recebe formação sobre a conduta adequada do estudo

A reunião do investigador é realizada antes do primeiro rastreio de doentes em qualquer centro clínico. Além disso, o material do ensaio clínico só é fornecido a todos os centros clínicos após a realização da reunião do investigador. Isto mostra que só depois de receberem formação prática sobre a condução adequada do estudo é que os investigadores têm acesso ao material do estudo clínico.

O planeamento prévio do evento inclui a receção e o registo, o transporte e a visita, a preparação do local, o alojamento e a hospitalidade. A localização do local desempenha um papel importante na realização do evento. O evento realiza-se num bom ambiente, com facilidade de transporte e com boas condições climatéricas. Trata-se apenas de uma reunião de grupo realizada em nome do promotor/ORPC para dar formação aos investigadores e ao seu pessoal responsável pelo ensaio clínico sobre as actividades relacionadas com o ensaio, os procedimentos operacionais normalizados e para discutir o quadro regulamentar aplicável. O conteúdo de uma reunião de investigadores é normalmente específico do ensaio, embora também seja discutida uma ordem de trabalhos comum, sobre SOP's, notificação de acontecimentos adversos, documentação de origem, etc.

Uma reunião de investigadores garante a:
- Assegurar que todos os investigadores compreendem a forma de conduzir o ensaio em estrita conformidade com o protocolo, os PON, as directrizes e os regulamentos aplicáveis.
- Introduzir os investigadores nos formulários de relatório de caso (CRF).
- Documentar as responsabilidades de todos os investigadores participantes e do seu pessoal e formá-los antes do início do ensaio.
- Discutir o protocolo do estudo em pormenor.
- Facilitar a comunicação entre os investigadores.

A diretriz da ICH para as GCP afirma que os investigadores "devem garantir a exatidão, integridade, legibilidade e atualidade dos dados comunicados ao promotor nos CRFs". A Reunião de Investigadores que proporciona a uma CRO uma oportunidade privilegiada para apresentar a equipa do ensaio clínico a um promotor.

EXECUÇÃO DO ACORDO DE ENSAIO CLÍNICO

Um Acordo de Ensaio Clínico ou Acordo de Investigação é um contrato que descreve um acordo entre 2 ou mais pessoas/instituições que criam uma obrigação de empreender, ou abster-se de empreender, uma determinada ação.

1. Descrição do projeto
2. Condições e calendário de pagamento
3. Responsabilidades do patrocinador, da CRO e do centro
4. Termos de publicação e propriedade intelectual (PI)
5. Indemnização e seguro
6. Manutenção de registos e inspeção
7. Directrizes para a resolução de litígios
8. Motivos de rescisão do contrato
9. Alteração das cláusulas contratuais
10. Requisitos da disciplina e inscrição
11. Garantia e controlo da qualidade
12. Produto experimental
13. Confidencialidade
14. Disposições financeiras

1. Descrição do projeto

Esta secção do acordo é frequentemente ignorada pelos promotores, CRO e centros. O objetivo desta secção é indicar explicitamente a descrição do projeto de investigação. Existe um maior escrutínio dos pagamentos efectuados às organizações de cuidados de saúde e aos profissionais de saúde. A descrição do projeto fornece os pormenores necessários sobre a natureza do acordo.

2. Condições e calendário de pagamento

Os centros querem ser pagos pelos seus serviços de investigação. No caso de um ensaio clínico plurianual, os promotores e as CRO querem gerir as suas projecções orçamentais e de despesas para os anos actuais e futuros. O calendário de pagamentos enumera as prestações do projeto e os pagamentos previstos para cada prestação. Por exemplo, quando o centro é ativado para inscrição, é acionado um pagamento de arranque do centro.

As condições e o calendário de pagamento também indicarão aquilo pelo qual o centro de investigação NÃO será pago. Por exemplo, para um estudo clínico pós-aprovação, o promotor pode não querer fornecer o dispositivo médico gratuitamente. Por último, esta secção do acordo deve indicar claramente para onde o centro deve enviar as facturas (nome e informações de contacto da pessoa), bem como as condições de pagamento (exemplo: o pagamento será efectuado no prazo de 45 dias).

3. Responsabilidades do promotor, do CRO e do centro

O objetivo desta secção é documentar que o centro de investigação irá cumprir as leis, que os médicos participantes e a instituição estão qualificados para realizar investigação e que a instituição irá informar o promotor da aprovação (ou recusa) do Conselho de Revisão Institucional (IRB)/Comité de Ética (CE).

Por outro lado, os promotores e as CRO são obrigados a notificar diretamente o IRB/CE de qualquer incumprimento que possa afetar a segurança e o bem-estar dos participantes no ensaio.

4. Termos de publicação e propriedade intelectual (PI)

Um CTA deve incluir a posição do patrocinador sobre a publicação e apresentação dos dados do estudo clínico, pois os patrocinadores estão comprometidos em relatar os resultados do estudo por motivos éticos. Os investigadores dos centros clínicos, por outro lado, estão entusiasmados com a ideia de publicar os dados da investigação.

De um modo geral, os centros têm de aguardar a publicação dos resultados de todo o estudo antes de poderem publicar dados sobre o seu subconjunto de sujeitos inscritos. Além disso, os centros têm de submeter o manuscrito à revisão do promotor antes de o submeterem a uma revista.

Esta secção do CTA irá especificar o número de dias que o promotor tem para rever e comentar os manuscritos. Os dados de um ensaio clínico são propriedade do promotor do ensaio, exceto se o acordo estipular o contrário.

5. Indemnização e seguro

O conceito por detrás deste termo é bastante simples: se um terceiro, como um sujeito do ensaio clínico, for afetado negativamente em resultado da AIC entre o promotor e o centro, o promotor irá compensar o prejuízo e assumir toda a responsabilidade.

Podem existir limitações à linguagem da indemnização. Tal como a sua apólice de seguro automóvel ou de saúde, os centros, as CRO e os patrocinadores têm geralmente um seguro de ensaio clínico para se protegerem a si próprios ou às partes envolvidas num ensaio clínico.

6. Manutenção de registos e inspeção

O objetivo de um ensaio clínico é recolher dados de segurança e eficácia sobre um determinado produto médico, mas o que acontece se o centro clínico fornecer dados incompletos ou incorrectos ao promotor? Ou hesita em permitir que uma CRO monitorize os dados no centro?

O objetivo desta secção é documentar o acordo entre o centro e o promotor sobre o período de tempo durante o qual os dados do ensaio serão armazenados após a conclusão do ensaio (normalmente dois anos, no mínimo).

Além disso, esta secção inclui outros acordos, como o direito do promotor de auditar o centro ou verificar os dados regularmente, e a responsabilidade do centro de cooperar com o promotor ou uma agência reguladora, como a FDA.

7. Directrizes para a resolução de litígios

O que acontece se o patrocinador ou o sítio tiverem um litígio?

O objetivo desta secção é explicar como os problemas serão tratados e como se tentará resolvê-los através de uma resolução mútua. Se uma das partes do acordo decidir intentar uma ação judicial, este acordo especificará a jurisdição sob a qual o caso será tratado.

8. Motivos de rescisão do contrato

Enquanto patrocinador e sítio, deve preparar-se para a rescisão do contrato.

Seguem-se algumas razões pelas quais pode ser necessário rescindir o contrato:

- Fraude
- Não conformidade com as leis e regulamentos nacionais, estatais ou locais
- Alteração da estratégia comercial que exija que o promotor termine um ensaio mais cedo
- O CE ou o IRB podem determinar que o ensaio já não é seguro para os participantes

Se for acordado num CTA assinado, os patrocinadores terão direito aos dados recolhidos antes da rescisão do contrato e os centros receberão uma compensação pelas actividades do ensaio realizadas pelo pessoal de investigação.

9. Alteração das cláusulas contratuais

Surgem sempre situações novas e inesperadas. O centro pode aperceber-se de que há mais trabalho envolvido num ensaio do que tinha previsto. Ou os promotores decidem rever o protocolo, o que, por sua vez, afecta o calendário de pagamento das etapas no CTA. Mas podem ser necessárias. As alterações contratuais não são divertidas, mas podem ser necessárias. É importante ter disposições na sua AIC que lhe permitam solicitar uma alteração dos termos do contrato.

10. Requisitos da disciplina e inscrição

O Investigador Principal deve certificar-se de que os Sujeitos do Ensaio Clínico (e/ou os seus representantes legais) serão, em conformidade com a legislação aplicável, devidamente informados e que cada um deles dará o seu consentimento informado antes da sua participação no Ensaio Clínico.

11. Garantia e controlo da qualidade

As Partes do Centro devem permitir ao Monitor do Ensaio e a qualquer Auditor o acesso a todos os dados clínicos relevantes dos Sujeitos do Ensaio Clínico para monitorizar o progresso do Ensaio Clínico, a recolha e o registo correctos dos dados do Ensaio Clínico, o bem-estar dos Sujeitos do Ensaio Clínico e, em conjunto, a boa qualidade do Ensaio Clínico e a conformidade com a Lei aplicável e os Procedimentos Operacionais Normalizados do Promotor e/ou da CRO.

12. Produto experimental

As partes reconhecem e concordam que a farmácia da instituição, ou outra farmácia designada pelo promotor, pelo investigador principal e pela instituição, será responsável por determinadas tarefas relacionadas com o manuseamento do medicamento experimental. Quaisquer acordos entre a farmácia e qualquer uma das partes serão efectuados por escrito e devem estar em conformidade com as políticas internas da instituição.

13. Confidencialidade
Confidencialidade médica e amostras

É da responsabilidade de cada Parte efetuar e manter todos os registos para o tratamento dos Dados Clínicos, tal como exigido pela lei e legislação neerlandesa em matéria de privacidade.

Informações confidenciais

A Parte recetora assegurará que apenas os seus funcionários e empregados (e os das suas filiais e membros do pessoal de investigação) e agentes diretamente envolvidos na execução do presente Acordo tenham acesso às informações confidenciais da Parte divulgadora.

Informações pessoais do investigador principal e do pessoal de investigação

O investigador principal e o pessoal de investigação compreendem e aceitam que as suas informações pessoais, incluindo o nome, os dados de contacto, as informações financeiras relativas, nomeadamente, a compensações e reembolsos pela realização do estudo, bem como outros dados pessoais do investigador principal e do pessoal de investigação.

14. Disposições financeiras
O promotor (através da CRO, se aplicável) fornecerá financiamento para apoiar a Ensaio clínico, Todos os pagamentos serão efectuados nas condições mencionadas.

PUBLICAÇÃO E AUTORIA
- Princípios
- Publicação pelo patrocinador
- Publicação pelo investigador principal
- Autoria e direitos de autor

PREPARAÇÃO E APRESENTAÇÃO DE DOCUMENTOS DO COMITÉ DE ÉTICA

O número necessário de cópias da proposta, juntamente com o pedido e os documentos no formato prescrito, devidamente assinados pelo investigador principal e pelos co-investigadores/colaboradores, deve ser enviado pelo chefe do departamento.

Como preencher o Formulário de pedido de ética:
Todas as secções devem ser preenchidas; as secções que não sejam adequadas à sua candidatura devem ser identificadas com "n/a".

As candidaturas devem incluir os seguintes documentos:
- Formulário de pedido de ética
- Um protocolo pormenorizado do projeto
- Ficha(s) de Informação do Participante
- Formulário(s) de consentimento
- Avaliação dos riscos
- Exemplos de anúncios de recrutamento (incluindo correio eletrónico e cartazes, se aplicável)
- Perguntas da entrevista (se aplicável)
- Um formulário de seguro preenchido

1. Título do projeto
2. Nomes do investigador principal e dos co-investigadores com designação.

3. Nome de qualquer outro instituto/hospital/área de investigação onde será efectuada a investigação.
4. Aprovação do Diretor do Departamento.
5. Protocolo da investigação proposta.
6. Questões éticas do estudo e planos para as resolver.
7. A proposta deve ser apresentada com todos os anexos pertinentes, como formulários, formulários de notificação de casos, questionários, cartões de acompanhamento, etc., a utilizar no estudo.
8. Devem ser anexadas a ficha de informação do doente e o formulário de consentimento informado em inglês/hindi e na(s) língua(s) local(ais). A ficha de informação do doente deve fornecer informações adequadas e completas numa linguagem compreensível. O formulário de consentimento deve ser conforme ao modelo Y publicado na Gazeta da Índia
9. Para qualquer ensaio de medicamento/dispositivo, todos os dados pré-clínicos relevantes relativos a animais e dados de ensaios clínicos de outros centros do país/outros países, se disponíveis.
10. Eventuais autorizações regulamentares necessárias. Cópia das autorizações, se obtidas. Isto é necessário para novos medicamentos/dispositivos não aprovados para comercialização na Índia, justificação para o envio de amostras biológicas para fora da Índia e utilização de produtos farmacêuticos radioactivos em estudos clínicos.
11. Fonte de financiamento e orçamento, juntamente com os documentos comprovativos.
12. Questões de indemnização, incluindo seguros para a compensação dos participantes, etc.
13. Compromisso de comunicar imediatamente os acontecimentos adversos graves (EAS) ao CEI.
14. Declaração de conflitos de interesses, caso existam.
15. Planos para a publicação dos resultados - positivos ou negativos - mantendo a privacidade e a confidencialidade dos participantes no estudo.
16. Qualquer outra informação relevante para o estudo.
17. Acordo de apresentação de um relatório anual de progresso e de um relatório final no termo do estudo.
18. O IP deve fornecer os detalhes de outros projectos de investigação em curso (título do projeto, data de início e duração, fonte e montante do financiamento).

PRODUTO EXPERIMENTAL

Produto experimental

Um produto farmacêutico que está a ser testado ou utilizado como referência num estudo clínico. Um produto experimental pode ser uma entidade química ativa ou uma forma de dosagem formulada.

Investigador

Um investigador clínico envolvido num ensaio clínico é responsável por garantir que a investigação é conduzida de acordo com a declaração do investigador assinada, o plano de investigação e os regulamentos aplicáveis; por proteger os direitos, a segurança e o bem-estar dos sujeitos sob a alçada do investigador e pelo controlo dos medicamentos sob investigação.

Responsabilidades do investigador

- O investigador é o principal responsável pela responsabilização pelo produto experimental no centro do estudo
- Responsabilidade a mencionar antecipadamente na convenção de estudo
- Manter um registo da entrega dos produtos no centro de estudo, do inventário no centro, da utilização por cada sujeito, da devolução ao patrocinador. Estes registos devem incluir datas, quantidade, número de lote/série, data de validade.

COMPRAS

ETAPA 1 - A equipa de investigação tem de notificar (se necessário) a farmácia de inscrição ou de rastreio do sujeito para garantir o(s) medicamento(s) experimental(ais).

ETAPA 2O Departamento de Farmácia deve

- Encomendar o(s) medicamento(s) experimental(ais) de acordo com o protocolo e as instruções do patrocinador.
- Receber e verificar o(s) medicamento(s) experimental(ais).
- Registar a receção do IP.
- Armazenar o IP de acordo com o protocolo.

VERIFICAÇÃO DO PRODUTO EXPERIMENTAL

Os pontos seguintes devem ser verificados durante a receção do medicamento experimental

- Nome do medicamento, forma de dosagem e dosagem do medicamento
- Tamanho e quantidade da embalagem
- Número do lote ou da remessa
- Números de kits, garrafas ou frascos
- Data de expiração ou de reensaio
- Danos

Armazenamento

- Estabelecer um acesso controlado aos medicamentos experimentais apenas por pessoal autorizado. O acesso a chaves ou códigos de acesso ao armazenamento de medicamentos experimentais deve ser limitado em conformidade.
- Armazenar os medicamentos experimentais em prateleiras, armários, frigoríficos e congeladores específicos, separados dos medicamentos que não são de investigação e do material clínico.

- Etiquetar os compartimentos de armazenamento com informações sobre o estudo e o medicamento.
- Estabelecer um compartimento separado para cada medicamento, dosagem e lote no âmbito do mesmo estudo.
- Armazenar os medicamentos usados, devolvidos e fora de prazo separados do stock de trabalho.

Rotulagem
- Tamanho de letra não inferior a 7pts e espaçamento mínimo de 3mm entre linhas
- Legível
- Multicolorido para se distinguir claramente do fundo
- Impresso em inglês e, eventualmente, na língua local
- Não há mais frases
- Nome genérico mais ousado do que o nome de marca
- Os diagramas podem ser utilizados para reduzir a necessidade do texto

Consideração geral de [P
- As propriedades físicas, químicas e farmacêuticas e a formulação do IP devem ser documentadas de modo a permitir a adoção de medidas de segurança adequadas durante o decurso do estudo
- As instruções relativas ao armazenamento e manuseamento da forma de dosagem devem ser documentadas

CAPÍTULO 6

**DOCUMENTOS E PROCEDIMENTOS ESSENCIAIS PARA ENSAIOS
CLÍNICOS**

FICHEIRO PRINCIPAL DE ENSAIO

Os documentos essenciais são os documentos que, individual e coletivamente, permitem avaliar a condução de um ensaio e a qualidade dos dados produzidos. Estes documentos servem para demonstrar a conformidade do investigador. Estes documentos servem para demonstrar a conformidade do investigador, do promotor e do monitor com as normas das BPC e com todos os requisitos regulamentares aplicáveis.

Modelo de referência TMF:
A lista mínima de documentos essenciais que foi desenvolvida. A ICH GCP NÃO fornece uma lista exaustiva de conteúdos para o TMF.
Exemplos de documentação em falta:
- Sistemas electrónicos
- Gestão de dados e metodologia estatística
- Controlo de segurança
- Nomenclatura e ficheiro de documentos diferentes
- Estruturas:
  - Despesas e recursos dispendiosos para as actividades do TMF
  - Troca de documentos complicada através de colaborações
  - Inadequação e ineficácia das inspecções e auditorias
- O modelo de referência permite-nos falar a mesma linguagem documental
  - Tempos de arranque de projectos mais rápidos e melhor colaboração
- Conteúdo normalizado - opinião do sector sobre o que deve ser mantido no TMF.
- Nomeação normalizada - terminologia aceite pela indústria
- Suporte padrão - suporte de sistemas em papel e electrónicos.
- Quem beneficia do TMF RM
  - Patrocinador
  - Investigador
  - Colaboradores - CROs e otr.
  - Fornecedores técnicos - desenvolvedores de sistemas e TMF
  - Reg. Autoridades

e-TMF

Um ficheiro mestre de ensaio eletrónico (e-TMF) é um meio formalizado de organizar e armazenar documentos, imagens e outros conteúdos digitais para ensaios

95

clínicos farmacêuticos que podem ser necessários para a conformidade com as agências reguladoras governamentais. Inclui

    -Software

    -Hardware

Os documentos e conteúdos são armazenados eletronicamente num servidor informático "Cloud", eliminando a necessidade de pastas regulamentares.

Benefícios:
- Aumento da conformidade
- Sistema seguro e cópia de segurança eletrónica segura (o acesso dos utilizadores é protegido por palavra-passe)
- Eficiência operacional (mais produtividade e mais eficiência no trabalho das pessoas são utilizadas da melhor maneira possível)
- Transparência (entre as partes interessadas e comunicação efectiva entre elas e redução de erros devido à correção de erros)
- Rastreio de dados facilitado
- Rentável
- Qualidade dos dados
- Opções de ajuda e opções de pesquisa do e-TMF
- Poupança de tempo
- Poupa árvores

TMF em papel para e-TMF
- Aumentar a conformidade
- Segurança reforçada
- Eficiência operacional
- Maior transparência
- Rastreio simplificado
- Poupanças de custos significativas
- Nenhum hardware novo
- Melhor qualidade dos documentos
- Pesquisa e recuperação fáceis e rápidas

FICHEIRO DO LOCAL DO INVESTIGADOR

No início de cada ensaio clínico, deve ser criado um Ficheiro do Investigador do Centro (ISF). O ISF contém a lista mínima de documentos essenciais que devem ser mantidos durante todo o ensaio clínico. O Investigator Site File contém os documentos essenciais necessários para o IP e a equipa de investigação. Contém toda a informação necessária para a realização do ensaio, incluindo materiais de formação. Garante que todos os documentos relacionados com o estudo são arquivados em conjunto. Os documentos demonstrarão a sua conformidade com o protocolo, GCP, requisitos regulamentares

- Guardar num local seguro
- Deve ser acessível ao pessoal do centro de ensaio
- É um requisito legal manter o ficheiro do estudo atualizado
- Deve estar disponível para as visitas de controlo do CTU e de quaisquer autoridades reguladoras competentes

Conteúdo do ficheiro do sítio do investigador
- Folha de contacto
- Registo das visitas de controlo
- Registo de doentes
- Correspondência
- Eventos adversos
- Produtos de teste
- Laboratórios de aleatorização
- Protocolo
- Ética
- Acordos de aprovação de ensaios clínicos e finanças
- Pessoal de ensaio e formação
- Brochura do Investigador
- Formulários de consentimento assinados
- Documentos de origem
- Consultas de dados e resoluções
- Relatório final
- CRFs preenchidos

Manutenção do ISF
- Assegurar que todos os registos estão actualizados:
  - Responsabilidade do sítio
  - registo de delegação
  - Registo de formação
  - Registo de rastreio
  - Registo de aleatorização
  - Registo da visita ao local
  - Resultados finais do estudo solicitados pelos doentes
- Assegurar que todos os documentos (formulários de consentimento, formulários de dados, relatórios, comunicações com o CTU, etc.) são arquivados regularmente
- Arquivar todos os documentos do estudo durante 5 anos.
- (detalhes ppt)

FICHEIRO DA FARMÁCIA

O Dossier de Ensaio Clínico da Farmácia ou Dossier do Local de Ensaio da Farmácia (PSF) para cada CTIMP (ensaios clínicos de Medicamentos Experimentais) conterá duas categorias de documentos:

- Documentos originais que fazem parte do TMF / ISF
- Copiar documentos que podem não fazer parte do TMF / ISF mas que são necessários na farmácia para facilitar a consulta.

Preparação do ficheiro do ensaio clínico da farmácia Um facilitador da investigação solicitará à equipa de ensaios clínicos da farmácia que inicie a preparação do ficheiro do ensaio clínico da farmácia/ficheiro do local da farmácia para um ensaio específico:

- Título abreviado do julgamento
- Referência I&D
- Número CT
- Nome do chefe/investigador principal
- Patrocinador do estudo
- Localização dos fornecimentos farmacêuticos para o ensaio
- ME utilizado no estudo
- O número do ficheiro, por exemplo, ficheiro número 1

O Dossier de Ensaio Clínico da Farmácia deve ser sempre guardado numa área designada e segura. O dossier deve estar equipado com divisórias numeradas para as secções enumeradas em Pharm/F52. Todos os contratos originais serão conservados pela Unidade de I&D; a Farmácia terá cópias de todos os contratos que lhe sejam relevantes. As instruções de dispensa e os procedimentos para o manuseamento do ME para o ensaio clínico são uma parte importante do dossier farmacêutico do ensaio clínico.

Depois de estes procedimentos serem escritos e aprovados, a cópia original assinada e húmida será impressa em papel amarelo e plastificada, antes de ser colocada na secção relevante do ficheiro de ensaios clínicos da farmácia.

O ficheiro de ensaios clínicos da farmácia contém uma componente significativa do TMF/ISF. Deve existir uma pista de auditoria completa de todas as actividades realizadas para o ensaio - suficiente para permitir que o ensaio seja recriado a partir da documentação; e a documentação deve estar pronta para monitorização ou inspeção em qualquer altura. Daqui decorre que:

- A manutenção dos ficheiros deve ser meticulosa.
- Quaisquer eventos ou decisões não previstos de outra forma devem ser registados em notas de arquivo datadas e assinadas.
- Quaisquer correcções que seja necessário fazer à documentação devem ser feitas de modo a que a entrada original não seja apagada - deve ser feita uma entrada de correção, com a data da alteração e a assinatura da pessoa que a faz.

- Deve ter-se o cuidado especial de assegurar que as notificações de alteração sejam devidamente arquivadas após a sua receção, de modo a que todo o pessoal trabalhe com a versão correcta e actualizada do protocolo ou de outros documentos.

Quando solicitado pelo promotor ou pela equipa de investigação, o Dossier de Ensaio Clínico de Farmácia pode ser preparado para arquivo.

VISITA DE INICIAÇÃO AO LOCAL
A visita de início do centro é uma visita de monitorização que ocorre após a visita de seleção do centro. É uma visita que ocorre depois de o promotor do estudo já ter selecionado o centro para participar num ensaio clínico,
- O CRA (Associado de Investigação Clínica) irá certificar-se de que o centro está pronto para começar a registar os participantes no ensaio clínico.
- A CRA certifica-se de que o sítio tem todas as palavras-passe e de que o pessoal adequado do estudo tem acesso às várias plataformas de fornecedores e portais que serão utilizadas durante o estudo.
- Certificam-se de que o pessoal adequado do estudo tem acesso às máquinas de ECG e à capacidade de transmitir o ECG por fax para o leitor central de ECG.
- A ARC também verifica se o IP (produto experimental) se encontra no local.
- Confirmam também que todos os documentos de origem e os documentos regulamentares estão completos.
- A CRA verifica a existência de documentos de consentimento informado e confirma que o local tem aprovação do IRB (Institutional Review Board).
- O CRA verifica a existência de kits de laboratório e, essencialmente, de tudo o que o centro necessitará para iniciar o rastreio dos participantes no ensaio, incluindo responder às perguntas do PI (investigador principal) sobre quaisquer questões relacionadas com o protocolo.

Confirmar que o ficheiro do estudo do investigador contém os seguintes elementos obrigatórios e indicá-los na lista de verificação da visita de início:
- Protocolo assinado e Declaração do Investigador
- Contrato de investigador assinado e executado
- CVs e licenças do pessoal-chave do estudo do local
- Formulários de divulgação financeira
- Formulário FDA 1572 para estudos IND
- Carta de aprovação do protocolo pelo IRB
- Lista de membros do IRB
- Formulário de consentimento informado final, carimbado e aprovado pelo IRB
- Aprovações institucionais e/ou de outras autoridades reguladoras
- Licença válida de laboratório clínico/outros laboratórios
- Intervalos de valores laboratoriais normais
- Aviso que indica que o estudo foi apresentado à FDA

- Brochura do Investigador, se for caso disso
- Formulários de relatório de caso
- Formulários de gestão do inventário de produtos em investigação

Objectivos da visita de iniciação:
Assegurar que o PI e o pessoal do local compreendem:
- Papéis/responsabilidades/obrigações regulamentares
- Procedimentos do protocolo Revisão das instruções de preenchimento do CRF
- Requisitos para a gestão/retenção de registos
- Requisitos de manuseamento de medicamentos
- Procedimentos de inscrição e consentimento
- Procedimento acelerado de notificação de acontecimentos adversos
- Recursos de recrutamento de doentes
- Identificar potenciais problemas e preocupações

Preparação para uma visita de iniciação:
- Rever o protocolo e quaisquer outros documentos recebidos pelo promotor/ORPC (por exemplo: CRFs, Brochura do Investigador)
- Familiarizar-se com os procedimentos do estudo
- Confirmar os materiais recebidos (por exemplo: medicamentos, classificadores, tubos de ensaio, classificadores regulamentares, etc.)
- Anotar perguntas para o patrocinador/ORPC aquando da análise dos documentos
- Sala segura
- Assegurar a disponibilidade do pessoal para a visita
  - A enfermeira de investigação deve lembrar o pessoal envolvido com alguns dias de antecedência

Durante a visita de iniciação:
- Apresentações
- Desenvolver a lista de contactos do CRO e do local
- Protocolo de revisão
  - Foco nos critérios de elegibilidade, no medicamento e nos procedimentos do estudo
- Rever os requisitos de comunicação de EA e EA expedita
- Rever as obrigações regulamentares
  - Responsabilidades do patrocinador e do investigador principal
- Rever a documentação do estudo
  - Formulários de responsabilização por medicamentos
  - CRFs
  - Registos (registar esta visita no registo de visitas ao local)
- Revisão do dossier de regulamentação
- Obter assinaturas para o registo de assinaturas
- Obter assinaturas para o registo de controlo

- Iniciar o registo da delegação de responsabilidades
- Revisão do plano de monitorização do promotor/ORPC
- Farmácia/visita ao local

Após uma visita de iniciação:
- O local deve acompanhar o patrocinador/CRO relativamente a questões pendentes (por exemplo: CV em falta, CLIA, fornecimentos em falta, etc.)
- O monitor envia o relatório final da visita de iniciação ao local
  - Arquivo no dossier de regulamentação

REALIZAÇÃO DO ENSAIO CLÍNICO

Realizamos investigação clínica de elevada qualidade, incluindo ensaios e estudos observacionais, para testar hipóteses científicas com rigor e recolher dados científicos genuínos, de acordo com as leis e regulamentos aplicáveis, bem como com as boas práticas clínicas reconhecidas localmente, em qualquer parte do mundo onde se realizem ensaios clínicos. Para além disso, os protocolos de ensaios clínicos são revistos por IRBs/ECs independentes, bem como pelas autoridades de saúde nacionais.

a. Conceção do ensaio clínico

Os promotores realizam ensaios clínicos com base em protocolos cientificamente concebidos, que equilibram o risco potencial para o participante na investigação com o possível benefício para o participante e para a sociedade. Os pareceres científicos, éticos e clínicos devem orientar e apoiar a conceção do ensaio clínico, em especial os aspectos que afectam diretamente os participantes na investigação, como os critérios de inclusão/exclusão, os parâmetros e a escolha do controlo, incluindo o comparador ativo e/ou placebo.

b. Seleção dos investigadores.

Os investigadores são seleccionados com base nas suas qualificações, formação, experiência clínica ou de investigação em domínios relevantes, potencial para recrutar participantes na investigação e capacidade para realizar ensaios clínicos de acordo com as boas práticas clínicas e os requisitos legais aplicáveis.

c. Formação de investigadores.

Os investigadores e o seu pessoal recebem formação sobre o protocolo do ensaio clínico, o produto farmacêutico e as questões processuais associadas à realização do ensaio clínico em causa.

d. Revisão do IRB/CE.

Antes do início, cada protocolo de ensaio clínico é analisado por um IRB/CE que tem autoridade independente para tomar decisões e tem a responsabilidade e a autoridade para proteger os participantes na investigação. O IRB/CE tem o direito de desaprovar, exigir alterações ou aprovar o ensaio clínico antes de qualquer participante ser inscrito na instituição ou no centro de investigação pelo qual é responsável

e. Consentimento informado.

Exigimos que os investigadores clínicos obtenham e documentem o consentimento informado, dado livremente e sem coação, de todos os potenciais participantes na investigação. Os potenciais participantes na investigação devem ser adequadamente informados sobre os potenciais benefícios e riscos, procedimentos ou tratamentos alternativos, natureza e duração do ensaio clínico, e devem ter a oportunidade de fazer perguntas sobre o estudo e receber respostas de um profissional de saúde qualificado associado ao ensaio.

f. Monitorização de ensaios clínicos.

Os ensaios são monitorizados por indivíduos devidamente formados e qualificados. Estes indivíduos verificam a conformidade com as boas práticas clínicas, incluindo a adesão ao protocolo do ensaio clínico, a inscrição de participantes na investigação adequados e a exatidão e a comunicação completa dos dados do ensaio clínico.

g. Monitorização contínua da segurança.

Todas as questões de segurança são acompanhadas e monitorizadas de modo a compreender o perfil de segurança do produto em estudo. As novas informações de segurança significativas serão partilhadas prontamente com os investigadores clínicos e qualquer Conselho ou Comité de Monitorização de Dados e Segurança e comunicadas às autoridades reguladoras de acordo com a legislação aplicável.
h. Privacidade e confidencialidade das informações médicas.

Os patrocinadores respeitam os direitos de privacidade dos participantes na investigação e salvaguardam a confidencialidade das suas informações médicas de acordo com todas as leis e regulamentos aplicáveis.

i. Garantia de qualidade.

São seguidos procedimentos para garantir que os ensaios são realizados de acordo com as boas práticas clínicas e que os dados são gerados, documentados e comunicados com exatidão e em conformidade com todos os requisitos aplicáveis.

j. Ensaios Clínicos Realizados no Mundo em Desenvolvimento.

Quando realizam ensaios clínicos no mundo em desenvolvimento, os promotores colaboram com os investigadores e procuram colaborar com outras partes relevantes, como as autoridades de saúde locais e os governos anfitriões, para resolver questões associadas à realização do estudo proposto e ao seu acompanhamento.

RELATÓRIO DE ENSAIO CLÍNICO

Relatório: É um documento que resume todas as incidências e factos ocorridos num determinado momento, local ou situação

Ensaio clínico: Uma atividade de investigação que envolve a administração de um tratamento de teste a uma unidade experimental com o objetivo de avaliar o tratamento

Relatório de estudo clínico: É um documento completo e pormenorizado que contém a eficácia terapêutica de um novo medicamento, dados de segurança relativos a um indivíduo, estudo com um agente terapêutico ou de diagnóstico.

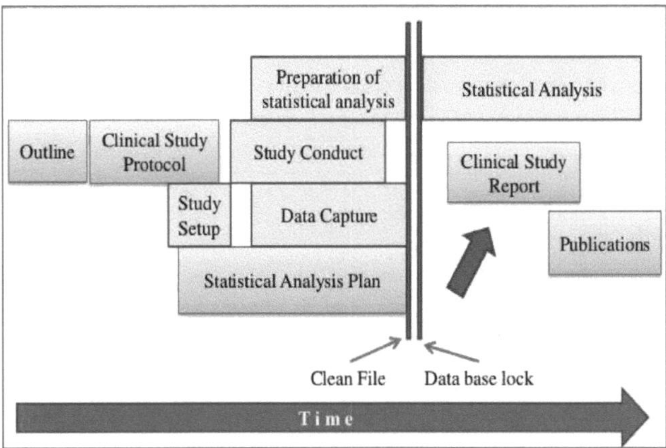

Um   Relatório de Estudo Clínico (RCE) é um dos muitos tipos de documentos regulamentares que compõem um pedido de comercialização de um medicamento, produto biológico ou dispositivo. Um RCE é um relato descritivo de um único ensaio clínico acompanhado de tabelas, listagens e figuras (TLFS) que apresentam todos os dados e resultados do estudo. Recomendado pela Conferência Internacional de Harmonização dos Requisitos Técnicos para o registo de produtos farmacêuticos para uso humano.

São várias as directrizes aplicáveis ao desenvolvimento clínico de ME para uso humano. Cada linha de orientação tem as suas próprias secções de regras que o RSE tem de seguir. Cada país tem o seu próprio conjunto de regras fundamentais para a elaboração do RSE. No entanto, a diretriz ICH E3 apenas fornece informações sobre a estrutura e o conteúdo dos relatórios de estudos clínicos completos.

Conteúdo da RSE
1. Página de título
   A página de rosto deve conter as seguintes informações:
   • Título do estudo

- Nome do medicamento em estudo/produto experimental
- Indicação estudada
- Descrição sucinta com indicação do desenho (paralelo, cruzado, cego, aleatório), comparação (placebo, ativo, dose/resposta), duração, dose e população de doentes
- Nome do patrocinador
- Identificação do protocolo (código ou número)
- Fase de desenvolvimento do estudo
- Data de início do estudo, etc.

2. Sinopse

Deve ser fornecida uma breve sinopse (geralmente limitada a 3 páginas) que resuma o estudo.

3. Índice do relatório de estudo clínico individual

Uma lista e a localização no relatório do estudo dos apêndices, tabulações e quaisquer formulários de relatório de casos fornecidos.

4. Lista de abreviaturas e definição de termos

5. Ética

- Comité de Ética Independente (IEC) ou Conselho de Revisão Institucional (IRB)
- Conduta ética do estudo
- Informação e consentimento do doente

6. Investigadores e estrutura administrativa do estudo

A estrutura administrativa do estudo (por exemplo, investigador principal, investigador coordenador, comité diretor, administração, comités de monitorização e avaliação, instituições, estatístico, instalações do laboratório central, organização de investigação contratada, gestão do fornecimento do ensaio clínico) deve ser descrita sucintamente no corpo do relatório.

7. Introdução

8. Objectivos do estudo

Deve ser fornecida uma declaração que descreva o(s) objetivo(s) global(ais) do estudo.

9. Plano de investigação

- Conceção geral do estudo e descrição do plano.
- Discussão da conceção do estudo, incluindo a escolha de grupos de controlo
- Seleção da população do estudo
  - Critérios de inclusão
  - Critérios de exclusão
  - Retirada de doentes da terapia ou da avaliação

- Tratamentos
  - Tratamentos administrados
  - Identidade do(s) produto(s) experimental(ais)
  - Método de atribuição de doentes a grupos de tratamento
  - Seleção das doses do estudo
  - Cegueira
- Variáveis de eficácia e segurança
- Garantia da qualidade dos dados
- Métodos estatísticos previstos no protocolo e determinação da dimensão da amostra
- Alterações na realização do estudo ou das análises planeadas

10. Estudar doentes
  - Disposição dos doentes
  - Desvios de protocolo

11. Avaliação da eficácia
  - Conjuntos de dados analisados
  - Características demográficas e outras características de base
  - Medidas de cumprimento do tratamento
  - Resultados de eficácia e tabulações de dados de doentes individuais
    - Análise da eficácia
    - Questões estatísticas/analíticas
  - Tabulação dos dados das respostas individuais
  - Dose do medicamento, concentração do medicamento e relações com a resposta
  - Interacções medicamento-fármaco e medicamento-doença
  - Conclusões sobre a eficácia

12. Avaliação da segurança
  - Extensão da exposição
  - Eventos adversos
    - Breve resumo dos acontecimentos adversos
    - Visualização de acontecimentos adversos

CAPÍTULO 7

PREPARAÇÃO E REALIZAÇÃO DA VISITA DE CONTROLO

REVISÃO DOS DOCUMENTOS DE ORIGEM

Obter, documentar e comunicar os dados do estudo de forma exacta e completa é essencial para manter a integridade dos dados. A gestão de dados inclui: recolha de dados, introdução de dados, verificação e validação de dados. Na investigação clínica, os dados são introduzidos e mantidos na documentação de origem. A informação recolhida é transcrita das fontes de dados para CRFs que são concebidos para registar toda a informação necessária para analisar o estudo de investigação.

Revisão do documento de origem:
- Assegurar que os registos médicos contêm
  - Todos os relatórios de laboratório
  - Relatórios de raios X e de exames
  - Notas do médico, notas de enfermagem
  - Notas sobre o cumprimento/administração de medicamentos
  - Procedimentos que documentam os parâmetros do estudo comunicados nos CRF
  - Documentação do processo de consentimento informado
- Obter as informações em falta ou documentar o motivo pelo qual não é possível obtê-las
- Assinalar o registo médico para ajudar o monitor a recuperar a informação de forma eficiente em termos de tempo
- Certificar-se de que os relatórios laboratoriais e os relatórios de procedimentos são revistos e assinados pelo Pl (se exigido pelo SOP do promotor)

Documentação de origem:
Os dados de origem são toda a informação contida em registos originais e cópias certificadas de registos originais de resultados clínicos, observações ou outras actividades de um ensaio clínico necessárias para a avaliação do ensaio. Os dados de origem estão contidos em documentos de origem, que podem incluir registos hospitalares, fichas clínicas e de consultório, relatórios laboratoriais, memorandos, diários dos participantes, listas de verificação de avaliação, registos de dispensa de farmácia, dados registados de instrumentos automatizados, relatórios de radiologia e de outros serviços auxiliares, ficheiros dos participantes, notas de visitas de doentes, formulários de encontros, notas operatórias, diários de medicação de doentes e registos médicos electrónicos.

O investigador deve preparar e manter um historial de casos adequado e exato que registe todas as observações e outros dados pertinentes para a investigação sobre cada indivíduo a quem foi administrado o medicamento experimental ou utilizado como controlo na investigação. Uma boa documentação de origem tem várias características. As directrizes normalizadas para uma boa documentação de origem são designadas por "ALCOA".
- Atribuível - O documento de origem deve indicar claramente quem o completou. Isto confirmará que o pessoal adequado no Registo de Delegação de Autoridade realizou a atividade do estudo.
- Legível - Os documentos de origem devem poder ser lidos facilmente.
- Contemporâneo - A documentação de origem deve ser registada no momento em que a atividade é realizada para garantir a exatidão.

- Original - A fonte de dados original deve ser mantida com os registos do estudo. O termo "original" é normalmente definido como sendo o primeiro registo efectuado pela pessoa adequada.

Se estas directrizes para a documentação de origem forem cumpridas, esses dados devem conduzir a conclusões válidas e a resultados reproduzíveis. Os CRCs devem fornecer acesso direto aos dados e documentos de origem para monitorização, auditorias, revisões do IRB e inspecções regulamentares relacionadas com os ensaios.

REVISÃO CRF
- Assegurar que os CRF estão completos, exactos e actualizados
- Analisar os acontecimentos adversos
    - Assegurar que a atribuição de eventos é documentada
- Rever os medicamentos concomitantes
    - Assegurar que as datas de paragem e de início são registadas
- Rever os medicamentos do estudo
    - Assegurar que as datas de paragem e de início são registadas

ARMAZENAMENTO IP
Todos os medicamentos experimentais devem ser armazenados na Farmácia de Investigação ou numa área controlada pela Farmácia de Investigação onde são armazenados os fornecimentos de medicamentos experimentais. O armazenamento na Farmácia de Investigação ajuda a manter a cegueira, quando aplicável, e proporciona uma monitorização contínua da temperatura

Rever os registos da farmácia:
- A farmácia deve analisar os registos de distribuição de medicamentos antes da visita
    - Formulários de registo de responsabilidade em matéria de droga (DARF)
- Assegurar que a contagem de medicamentos é exacta
    - Eliminação de medicamentos devolvidos
- Assegurar que são redigidas notas para o ficheiro relativamente a quaisquer discrepâncias
- Informar o PI das discrepâncias

RESPONSABILIDADE
A Farmácia de Investigação manterá também um registo de responsabilidade para documentar com exatidão as transacções de um agente de investigação. Há quatro transacções gerais que serão registadas num registo de responsabilidade:
- Recibo do fabricante (ou distribuidor)
- Distribuição a um doente
- Destruição ou devolução ao fabricante (ou distribuidor)

- Transferir para outro sítio

PROCEDIMENTO DE ESTUDO

1. Tipos de procedimentos

Os procedimentos do estudo para um projeto de investigação clínica são descritos no protocolo do estudo, normalmente sob o título "Avaliações do estudo" ou "Programa de eventos". Dependendo do tipo de ensaio, os procedimentos do estudo podem incluir as seguintes avaliações: Exame físico, análises à urina, análises ao sangue, outras análises laboratoriais clínicas, sinais vitais, avaliação de eventos adversos, revisão de medicação concomitante, procedimentos cirúrgicos (por exemplo, biópsias, colocação de stent), revisão do diário do doente, eletrocardiograma (ECG ou ECG), procedimentos de imagiologia (por exemplo, TAC, RMN), avaliações neurológicas, inquéritos de saúde física e mental.

2. Programação

Uma vez estabelecidos os procedimentos para um estudo, quer pelo promotor quer pelo IP, o CRC deve estabelecer um calendário de procedimentos para cada participante no estudo. Os procedimentos devem ser agendados com bastante antecedência.

3. Acompanhamento de visitas

As visitas aos sujeitos devem ser realizadas de acordo com o Calendário de Eventos do protocolo e o Registo de Delegação de Autoridade. É importante documentar as visitas dos doentes através do desenvolvimento de uma folha de cálculo ou base de dados que registe as seguintes informações por nome do sujeito ou número de identificação:
- Datas das visitas de acompanhamento previstas
- Datas das visitas de acompanhamento efectivas
- Comentários.

4. Visitas

Uma vez que o CRC pode ser o principal contacto com o sujeito, é importante que sejam obtidas todas as informações exigidas pelo protocolo numa visita de estudo, bem como uma lista de verificação das informações necessárias e das perguntas que devem ser feitas. Seguem-se alguns exemplos:
- O doente teve algum efeito secundário?
- O doente teve outros problemas de saúde?
- Houve alguma interrupção nos medicamentos do estudo?
- Houve alterações nos medicamentos que o doente está a tomar?
- Foram cumpridos todos os requisitos do protocolo?
- O doente utilizou corretamente algum artigo de teste?

5. Acesso aos registos médicos

6. Manuseamento e envio de amostras biológicas

RELATÓRIO DA VISITA DE CONTROLO

O monitor apresenta ao promotor após cada visita ao centro de ensaio:

- Relatório escrito.
- Deve incluir a data, o local, o nome do monitor, do investigador ou de outras pessoas contactadas.
- Resumo do que foi analisado pelo monitor e das declarações do monitor sobre constatações/factos significativos, desvios e deficiências, conclusões, medidas tomadas ou a tomar e/ou medidas recomendadas para garantir o cumprimento.
- A revisão e o acompanhamento do relatório com o patrocinador devem ser documentados pelo representante designado pelo patrocinador.

VISITA DE ENCERRAMENTO

A circunstância mais frequente para o encerramento do estudo é o facto de este estar completo. A inscrição terminou, todos os sujeitos terminaram a sua participação no estudo e os dados estão completos, exactos e analisados. Lembre-se que mesmo que todos os doentes tenham sido observados, um estudo não deve ser encerrado até que todo o acompanhamento tenha sido concluído e todos os dados recolhidos e analisados.

Os estudos podem ser encerrados antes de estarem concluídos, quer por razões positivas (por exemplo, o tratamento é tão benéfico que não seria ético não ter todos os sujeitos a receber o tratamento) ou, mais provavelmente, por razões negativas (por exemplo, o produto experimental foi considerado inseguro ou ineficaz ou não há inscrições suficientes).

Se o estudo for interrompido abruptamente enquanto os participantes ainda estiverem a tomar o produto em estudo, o promotor cria normalmente um plano ordenado para interromper cada participante e comunica esse plano a cada IP. Para além disso, se o tratamento for cego, o promotor cria um plano para a retirada da cegueira do sujeito e comunica-o ao IP. O CRC é fundamental para comunicar prontamente este plano aos participantes do estudo e assegurar-lhes uma terapia e um acompanhamento adequados fora do estudo de investigação.

Objetivo de uma visita de encerramento:

Para rever:

- Todos os documentos regulamentares
- Todos os formulários de registo de responsabilidade por drogas (DARF)
- Rever as directrizes de retenção de registos

Como se preparar para um encerramento:

- Quarto seguro (não tem de ser na área médica/jurídica, uma vez que não são necessários registos médicos)
- Assegurar a disponibilidade do pessoal do sítio
- Recuperar todos os dossiers CRF e o dossier de regulamentação

Durante uma visita de encerramento:
O monitor irá:
- Confirmar que todos os formulários de relatório de caso são recuperados e as consultas preenchidas
- Destruir ou devolver todos os CRFs extra
- Rever o dossier regulamentar do centro para garantir a coerência com o ficheiro principal do patrocinador
- Certificar-se de que todo o material de estudo foi devolvido ou destruído
- Assegurar que todas as amostras biológicas foram enviadas ou que as amostras de reserva foram destruídas
- Assegurar que o Pl forneceu ao IRB o relatório final

Conclusão da visita de encerramento:
O monitor reúne-se com o PI/RN para:
- Partilhar resultados
- Rever os requisitos de retenção de registos

RECOLHA DE DOCUMENTOS RELACIONADOS COM O ESTUDO

O investigador principal é responsável pela apresentação de todos os relatórios técnicos, bem como de outras prestações acordadas. Todos os CRF devem ser preenchidos e apresentados ao promotor e quaisquer questões finais do promotor devem ser resolvidas. Os relatórios finais devem ser entregues aos patrocinadores das agências federais, incluindo os NIH e a FDA.

(a) Relatórios intercalares.

O investigador deve fornecer todos os relatórios ao promotor do medicamento, que é responsável pela recolha e avaliação dos resultados obtidos. O promotor deve apresentar à FDA relatórios anuais sobre a evolução das investigações clínicas.

(b) Relatórios de segurança.

Um investigador deve comunicar imediatamente ao promotor qualquer acontecimento adverso grave, independentemente de ser ou não considerado relacionado com o medicamento, incluindo os enumerados no protocolo ou na brochura do investigador, e deve incluir uma avaliação para determinar se existe uma possibilidade razoável de o medicamento ter causado o acontecimento. Os parâmetros do estudo que são acontecimentos adversos graves (por exemplo, mortalidade por todas as causas) devem ser comunicados de acordo com o protocolo, exceto se existirem provas que sugiram uma relação causal entre o medicamento e o acontecimento (por exemplo, morte por anafilaxia). Nesse caso, o investigador deve comunicar imediatamente o acontecimento ao promotor. O investigador deve registar os acontecimentos adversos não graves e comunicá-los ao promotor de acordo com o calendário de notificação especificado no protocolo.

(c) Relatório final.

O investigador deve fornecer ao promotor um relatório adequado pouco tempo depois de concluída a sua participação na investigação.

(d) Relatórios de divulgação financeira.

O investigador clínico deve fornecer ao promotor informações financeiras suficientemente exactas para permitir que o requerente apresente declarações de certificação ou divulgação completas e exactas, conforme exigido. O investigador clínico deve atualizar prontamente estas informações se ocorrerem quaisquer alterações relevantes durante a investigação e durante um ano após a conclusão do estudo.

ARQUIVO

O arquivo em investigação clínica diz respeito à recolha de documentos essenciais que permitem a avaliação do ensaio e a qualidade dos dados produzidos para armazenamento a longo prazo. É da responsabilidade do investigador principal providenciar o arquivamento dos dados da investigação. Quando aplicável, negociar com a empresa comercial um pagamento pelo arquivamento dos documentos do centro como uma instalação GCP. Uma vez terminado o estudo, o investigador é obrigado a conservar os documentos relacionados com o estudo durante um longo período de tempo, frequentemente até 15 anos.

Dossier de julgamento e arquivos:
- O investigador deve criar ficheiros específicos para o estudo, nos quais será arquivada toda a documentação adequada.
- Todos os documentos do estudo devem ser guardados num ambiente seguro, protegido e confidencial.
- Tratar os documentos originais como "ouro" e garantir que não se perdem nem são destruídos.
- Conservar até 15 anos.
- Inclui notas médicas, radiografias, amostras de tecidos e CRFs.

RECONCILIAÇÃO E DESTRUIÇÃO DE PRODUTOS

No final do estudo, todos os fornecimentos de medicamentos, incluindo todos os recipientes do medicamento em estudo, quer estejam vazios ou contenham medicamentos não utilizados, podem ser devolvidos ao promotor ou destruídos pela farmácia de investigação, de acordo com as instruções do protocolo. A farmácia de investigação manterá um inventário final da quantidade total de medicamento recebida em cada centro de estudo em comparação com a quantidade utilizada e devolvida. Após a conclusão ou o encerramento de um estudo que envolva um dispositivo experimental ou a parte do investigador num estudo, ou a pedido do promotor, o investigador principal deve devolver ao promotor qualquer fornecimento remanescente do dispositivo ou eliminar os dispositivos de acordo com as instruções do promotor.

RELATÓRIO DE VISITA DE ENCERRAMENTO

Uma visita de encerramento do estudo é uma visita de monitorização final efectuada pelo promotor ou pela ARC. Os seus objectivos são os seguintes:

- Assegurar que todos os CRFs foram preenchidos
- Confirmar que todos os CRFs foram apresentados
- Rever o estado de todas as edições e consultas pendentes
- Verificar se existe um formulário de consentimento informado assinado para cada participante no estudo
- Verificar que todos os documentos regulamentares estão actualizados e são mantidos no dossier regulamentar
- Confirmar que o investigador e o CRC receberam e compreendem os requisitos para a conservação dos registos do estudo
- Efetuar a reconciliação de produtos de teste
- Para enviar produtos de teste não utilizados e devolvidos ao patrocinador, conforme aplicável
- Confirmar que todos os espécimes de doentes foram enviados de acordo com as especificações do manual do laboratório

Após a visita de encerramento do estudo ter sido efectuada e todos os pontos pendentes terem sido concluídos, o promotor ou a CRA notificará o centro por escrito de que o centro pode ser encerrado. Após a receção desta carta, o CRC pode dar início ao encerramento do estudo junto do IRB.

Em geral, são necessárias três actividades para encerrar "oficialmente" um sítio.
- O promotor efectua uma visita de encerramento e assina o registo de controlo.
- O investigador apresenta um relatório final ao IRB declarando que o sítio está encerrado.
- O promotor envia ao investigador uma carta a informar que o centro está encerrado.

Actividades de encerramento da visita
- a Revisão final dos dados/coleção de todos os dados pendentes
- a Devolução ou destruição de todos os medicamentos do estudo
- a Revisão final do dossier de regulamentação

- Verificação de que todas as amostras biológicas foram apresentadas
- a Devolução ou destruição de todos os formulários de estudo/CRFs não utilizados
- a Revisão e recolha dos formulários de delegação de autoridade
- a Recolha do relatório/carta de encerramento do CRI

CAPÍTULO 8

GARANTIA E CONTROLO DA QUALIDADE EM ENSAIOS CLÍNICOS

AUDITORIA

Exame sistemático e independente das actividades e documentos relacionados com o ensaio para determinar se as actividades avaliadas relacionadas com o ensaio foram realizadas e se os dados foram registados, analisados e comunicados com exatidão, de acordo com o protocolo, os PON do patrocinador, as BPC e os requisitos regulamentares aplicáveis.

Objetivo da auditoria:
Avaliar a condução do ensaio e a conformidade com :
- Sistemas de qualidade
- PONs
- Protocolo
- Boas práticas clínicas e outros requisitos regulamentares aplicáveis

Os auditores são independentes do(s) ensaio(s) clínico(s)/sistema(s) de recolha de dados Patrocinador ou CRO ou Centro

O que auditar:
- Organização e pessoal Responsabilidades e funções .
- Qualificação, formação e adequação do pessoal Lista de monitores , Lista de todos os investigadores ,
- Acordo de fornecimento de medicamentos, acordo de ensaio clínico (local), acordo de outros serviços e acordo de transferência de materiais
- a Sistemas de gestão da qualidade
- medicamento experimental (Fabrico, embalagem, rotulagem e codificação do IP em conformidade com as normas BPF aplicáveis Requisitos de rotulagem, "Apenas para uso em ensaios clínicos" .
- IRB/CE (Responsabilidades, Composição, funções e operações, Procedimentos, Registos)
- Documentos essenciais:
    - Brochura do investigador
    - Protocolo assinado e alterações
    - Anúncios de recrutamento de sujeitos
    - Formulários de consentimento informado, aprovados pelo IRB/IEC
    - Banco de dados de assuntos
    - Registo de triagem dos sujeitos
    - Lista de códigos de identificação de assuntos
    - Registo de inscrição na disciplina
    - Formulários de relatório de caso
    - Documentação das correcções do CRF

114

o Notificação de acontecimentos adversos graves

o Certificação ou acreditação de laboratórios

o Instruções de manuseamento

o Registos de expedição

o Responsabilidade no centro de ensaio

o Lista e método de aleatorização mestre

o Relatórios de visitas de controlo (antes do ensaio, durante o ensaio e após o ensaio)

CRITÉRIOS DE AUDITORIA

1. Definição de critérios

Os critérios de auditoria fornecem uma declaração sobre o que deveria estar a acontecer. As normas estabelecem o desempenho mínimo aceitável para esses critérios.

Os critérios e as normas devem ser

- Específico, claro e compreensível
- Mensurável
- Realizável
- Relevante para os objectivos da auditoria
- Teoricamente sólido com base na investigação atual.

Exemplo

Título da auditoria: Incidência de infeção da ferida após a reparação de uma hérnia

Critérios: Nestes casos, não deve haver infeção da ferida.

Norma: 95%, ou seja, a prática é satisfatória se menos de 5% dos casos apresentarem infeção da ferida.

Os tipos básicos e as fontes de critérios:

- Critérios estatísticos (empíricos)
- Critérios normativos (de consenso)
    - o Optimal are (consenso geral)
    - o Essencial (crítico)
- Critérios científicos (validados)

2. Critérios estatísticos (empíricos)

- Derivado de estatísticas regionais ou nacionais sobre duração do internamento, práticas actuais, complicações, mortalidade.
- Estes são derivados de estatísticas sobre a prática efectiva.
- Estas estatísticas podem provir dos registos de cada hospital ou, mais frequentemente, de sistemas de recolha de dados hospitalares.

3. Critérios normativos (de consenso)

Representa a opinião dos médicos sobre o que deve ser feito no tratamento de doentes com determinados diagnósticos.

Cuidados óptimos (consenso geral):

- Consenso dos médicos sobre os procedimentos que constituem bons cuidados médicos para uma determinada doença.
- Não podem ser utilizados para avaliar a qualidade técnica dos cuidados.

Essencial (crítico):

- Consenso de especialistas numa determinada doença ou patologia sobre o tratamento eficaz e os resultados clínicos alcançáveis para essa patologia.
- Os critérios essenciais aplicam-se a quase todos os doentes com uma determinada patologia, uma vez que estipulam elementos de cuidados conhecidos por produzirem os resultados clínicos desejados em doentes com essa patologia.

4. Critérios científicos (validados)

- Investigação clínica que estabelece objetivamente a eficácia do tratamento e os seus resultados clínicos em condições específicas.
- Os critérios ideais para uma auditoria são critérios puramente científicos derivados de resultados de ensaios clínicos aleatórios (RCT).
- O estudo científico estabelece o grau de eficácia ou de efetividade dos medicamentos, tratamentos ou operações na redução da mortalidade, na prevenção de complicações ou na melhoria objetiva do estado do doente.
- Infelizmente, toda esta informação não é reunida ou publicada de forma a permitir que os comités de auditoria escolham "critérios científicos" pré-especificados.

5. Fontes de prova

As normas podem basear-se num dos seguintes elementos, ou numa combinação dos mesmos:

- Orientações ou normas nacionais
- Orientações da faculdade ou da organização profissional.
- Leis (por exemplo, Lei da Saúde Mental de 1983).
- Prática atual
- Normas utilizadas a nível local por colegas ou concorrentes (por exemplo, o fundo de saúde vizinho, a ala, etc.).
- Provas de investigação
- Revisão da literatura de outras auditorias clínicas que tenham publicado as suas normas/resultados.
- Conhecimentos actuais da experiência clínica.

6. Avaliação das provas

As provas devem ser avaliadas para determinar se são válidas, fiáveis e importantes

- Finalidade/objectivos
- Metodologia
- Resultados/conclusões
- Aplicável ao seu grupo de doentes

Interno

- Procedimentos operacionais normalizados
- Procedimentos do sistema de qualidade
  - Procedimentos de formação
  - Procedimentos de calibração
- Procedimentos de arranque/desativação
- Procedimentos de manutenção
  - Procedimentos de emergência
  - Procedimentos de conceção
  - Procedimentos de registo
  - Procedimentos de reclamação dos clientes
  - Especificações
  - Desenhos
  - Literatura publicitária

Externo

- Documentos específicos do sector, por exemplo, ISO/TS 29001
- Regulamentos governamentais e códigos do sector
- Política empresarial
- Requisitos do cliente, reflectidos no contrato e nas especificações de compra
- Requisitos do mercado e dos clientes para melhores produtos, melhores serviços ou preços mais baixos, que foram aceites pela gestão de topo como objectivos ou requisitos internos

PROCESSO DE AUDITORIA

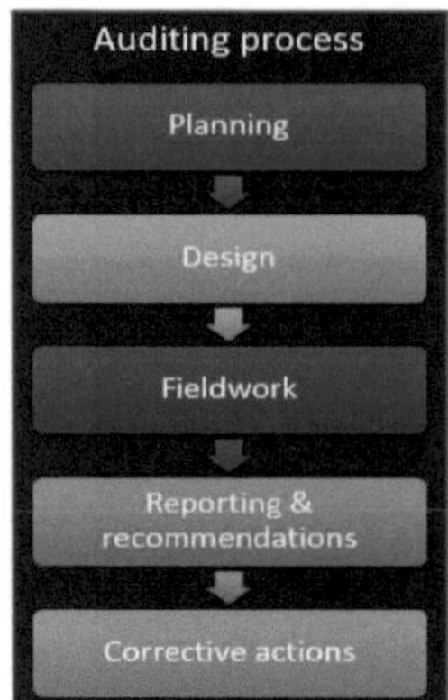

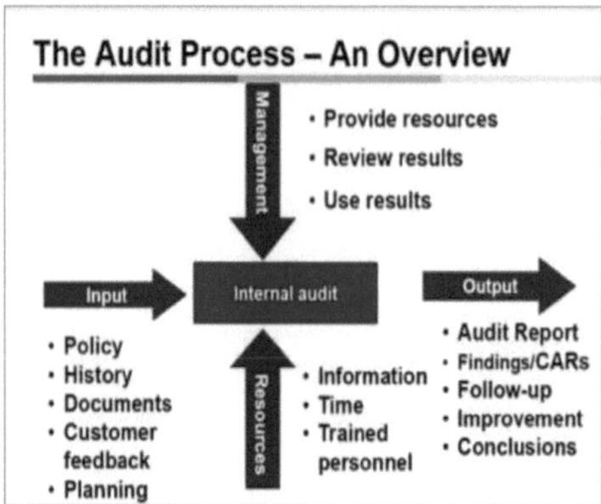

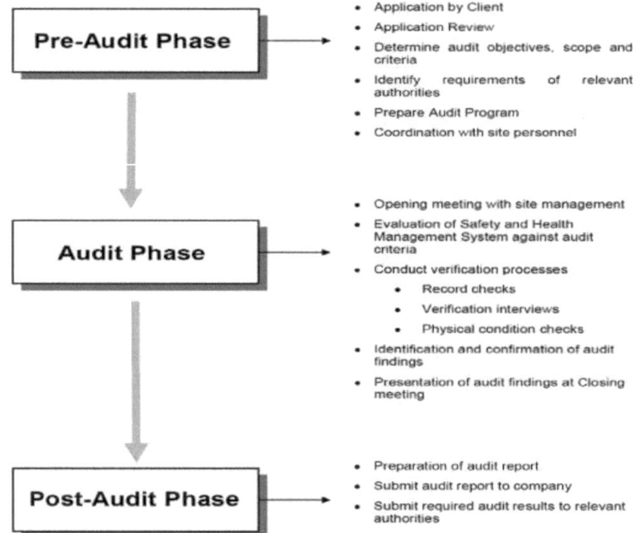

Antes do processo de auditoria

O auditor contacta o local para marcar uma data e hora mutuamente aceitáveis para a realização de uma auditoria. O CRC é informado de uma agenda pormenorizada da auditoria e dos documentos a verificar durante a mesma. O auditor analisa o protocolo, o CRF, os regulamentos e directrizes locais, as directrizes específicas do projeto e os PONs relevantes para ter conhecimento do ensaio.

Durante o processo de auditoria

- Reunião de abertura
    - Uma reunião introdutória entre o auditor e a equipa do local
    - O auditor informa sobre o âmbito e os procedimentos a seguir durante a auditoria
    - Uma oportunidade para os membros da equipa do ensaio, incluindo o investigador, comunicarem com o auditor
- Revisão de documentos e recolha de informações
- Observações de auditoria (documenta todas as observações)

Observações comuns do auditor para estudo:
1. Não adesão ao protocolo
2. Registos inadequados e inexactos
3. Não comunicação de acontecimentos adversos
4. Não comunicação de terapêutica concomitante
5. Responsabilidade inadequada em matéria de medicamentos
6. Problemas IRB/IEC
7. Questões relacionadas com o consentimento informado

Reunião de encerramento (entrevista de saída):
No final da visita ao local, o Auditor conduz uma "entrevista de saída" com todo o pessoal responsável do local para
- Rever as conclusões
- Esclarecer mal-entendidos
- Descrever eventuais desvios em relação à regulamentação atual
- Sugerir medidas correctivas, se necessário

Após o processo de auditoria
O auditor deve emitir o relatório de auditoria (um documento interno e confidencial) no prazo de 28 dias após a atividade de auditoria final. O auditor informa o pessoal de investigação clínica das constatações relevantes para as suas actividades, sendo as constatações classificadas como críticas, importantes e menores. O relatório deve ser acompanhado de uma lista de medidas preventivas/correctivas. A equipa do ensaio deve preparar uma resposta formal à auditoria e apresentá-la ao pessoal envolvido depois de terem sido tomadas as medidas correctivas. Na sequência das respostas satisfatórias à auditoria, o auditor emite um certificado de auditoria que confirma a realização da auditoria e que é arquivado no relatório do ensaio clínico e também apresentado às autoridades regulamentares.

TIPO DE AUDITORIA
6 tipo de auditoria:
- Auditoria do patrocinador ao centro de investigação
    a. Auditoria de rotina

b. Auditoria por justa causa
- Auditoria do IRB ao local de investigação
- Auditoria do sistema do patrocinador/ CROs
- Auditoria de laboratórios clínicos
- Auditoria de relatórios de estudos clínicos
- Validação do sistema informático

1. Auditoria do patrocinador

Os promotores, incluindo os promotores governamentais como os NIH, podem efetuar auditorias aos centros por várias razões. Podem auditar um centro para garantir que o centro está a cumprir os regulamentos federais e o protocolo (auditoria de rotina), e podem também auditar um centro quando há provas de que o centro não está a cumprir os regulamentos federais ou o protocolo (auditoria por justa causa). Os promotores também podem auditar um centro para garantir que os representantes do promotor ou os CRAs estão a monitorizar o centro minuciosamente.

O objetivo é avaliar se:
- Os direitos e a segurança do sujeito foram mantidos
- Procedimentos da empresa aplicados de forma satisfatória
- Foram obtidos do ensaio dados exactos, fiáveis e verificáveis

Dá garantias ao promotor e ao investigador de que, se ocorrer uma inspeção regulamentar, não há problemas importantes que não tenham sido detectados e não tenham sido resolvidos.

a. Auditoria de rotina:
Para garantir que um local está a cumprir o protocolo. SOP, GCP e requisitos regulamentares aplicáveis. Esta ação é designada por "AUDITORIA DE ROTINA".
"Auditoria orientada para o estudo"

Para uma auditoria de rotina, o promotor enviará uma equipa de auditoria que seguirá o mesmo plano de inspeção utilizado pela FDA, conforme indicado abaixo. A equipa de auditoria do promotor necessita de ter acesso aos documentos de origem, aos CRF, ao dossier regulamentar e aos registos de distribuição/inventário dos artigos em estudo. Se surgirem problemas no decurso de uma auditoria, o promotor dará instruções ao IP para os resolver. Um relatório da auditoria pode ou não ser fornecido ao local. Isto porque, embora os inspectores da FDA não tenham geralmente acesso aos relatórios de auditoria do promotor, têm, durante uma inspeção, acesso aos ficheiros do investigador.

b. Auditoria por justa causa:
Se o sítio não estiver em conformidade e os patrocinadores quiserem verificar o problema ou ter a certeza de que não existe qualquer problema. Esta situação é designada por "AUDITORIA POR CAUSA"

"Auditoria orientada para o investigador"

As auditorias por justa causa são efectuadas devido a suspeitas de não conformidade com os regulamentos federais ou com o protocolo. O promotor não pode informar o centro de investigação de que a auditoria do promotor é uma auditoria por justa causa. A equipa de auditoria do promotor inspeccionará os mesmos documentos/elementos do estudo numa auditoria por motivos justificados que numa auditoria de rotina; no entanto, prestará especial atenção às áreas de suspeita de não conformidade.

2. Auditoria do IRB ao local de investigação
- Para garantir a condução ética do ensaio
- Assegurar que os participantes no ensaio estão bem informados sobre o mesmo e que foram registados através de um procedimento de consentimento informado adequado
- Para garantir que o plano IRB é seguido, são elaborados documentos adequados.

As auditorias do CRI podem ser de rotina ou por justa causa. As auditorias de rotina são realizadas para garantir que o centro está a realizar o estudo em conformidade com os regulamentos federais, o protocolo e as políticas do CRI.

As auditorias por justa causa são efectuadas em resposta a suspeitas de incumprimento. O CRI analisa os incidentes de incumprimento e gere-os de várias formas, consoante a gravidade do incumprimento. Para cada incidente de não conformidade, é documentado um plano de ação correctiva e preventiva.

3. auditoria do sistema do patrocinador/ CROs:
- Avaliar a qualidade e a eficiência dos sistemas de controlo de qualidade utilizados pelo promotor ou pela CRO
- Políticas e procedimentos auditados :
  - PONs
  - Controlo do acesso aos documentos
  - Segurança e validação dos computadores utilizados
  - Registo do pessoal
  - Entrevista com o pessoal sobre a responsabilidade e a descrição das suas funções

4. Auditoria de laboratórios clínicos
Inclui a avaliação de
- Contratos, acordos financeiros e delegação
- Instalações e condições ambientais
- Plano de análise, relatório e resultados
- Equipamentos
- Procedimentos de controlo de qualidade

- Dados em bruto
- Rotulagem e armazenagem
- Documentação, arquivo e conservação
- Metodologia , ensaios específicos
- Intervalos de referência, alertas para valores fora do intervalo

5. Auditoria de relatórios de estudos clínicos
   Para verificar se
   - Conformidade com os requisitos da CIH,
   - Coerência dos dados,
   - Exatidão dos dados (verificação com os dados de origem)

6. Validação do sistema informático
   - É efectuada uma auditoria dos seguintes aspectos
     - Configuração / instalação do sistema
     - Recolha e tratamento de dados
     - Manutenção do sistema
     - Backup de dados, recuperação e planos de contingência
     - Segurança
     - Assinaturas electrónicas
     - Carimbos de data/hora
   - Basicamente, é feito para garantir a autenticidade, a integridade e a confidencialidade dos registos electrónicos.

ACOMPANHAMENTO E DOCUMENTAÇÃO DA AUDITORIA

Os relatórios de auditoria concluídos devem ser cuidadosamente protegidos. As acções correctivas devem ser acordadas, implementadas e documentadas. Quando uma organização investe tempo e dinheiro num programa de auditoria, as actividades de acompanhamento tornam-se tão importantes como a auditoria e não devem ser esquecidas.

Todas as acções correctivas, incluindo as actas das reuniões pós-auditoria e os documentos revistos, devem ser comunicadas ao auditor para inclusão no dossier de auditoria. Quando todas as questões tiverem sido resolvidas, todas as cópias do relatório devem ser recolhidas e o relatório, juntamente com a documentação de apoio, arquivado em local seguro. Deve ser mantido um registo de auditorias que enumere os estudos e os locais auditados, as datas das auditorias e as identidades dos auditores. Normalmente, os investigadores da FDA têm o direito de analisar o registo de auditoria, mas não os relatórios de auditoria.

DOCUMENTAÇÃO

As observações discutidas durante a reunião de encerramento devem ser documentadas num relatório, de modo a que possam ser tomadas medidas correctivas eficazes. Observações relacionadas com o consentimento informado, actividades do CRI ou quaisquer outras questões não médicas do estudo Na maioria dos casos, deve ser possível fotocopiar documentos relacionados com estes itens, que podem ser cruzados e incluídos como apêndice ao relatório.

Resultados da comparação da documentação de origem com os CRFs, bem como violações do protocolo, tais como dificuldades na comunicação de EAMs, utilização incorrecta do dispositivo, não realização de testes especificados em doentes ou não cumprimento dos planos de estudo. Devem ser documentadas, mas claramente identificadas como opiniões.

PREPARAÇÃO PARA A INSPECÇÃO DA FDA

As inspecções da FDA podem estar relacionadas com o estudo ou com o investigador. Em ambos os tipos de auditoria, a inspeção tem três objectivos:

- Para determinar a validade e a integridade dos dados
- Avaliar o cumprimento dos regulamentos e directrizes
- Para determinar se os direitos e a segurança dos sujeitos humanos foram devidamente protegidos.

Inspeção

O ato de uma autoridade reguladora realizar uma revisão oficial de documentos, instalações, registos e quaisquer outros recursos que a autoridade considere estarem relacionados com o ensaio clínico e que possam estar localizados no local do ensaio, nas instalações do promotor e/ou das organizações de investigação contratadas (CRO) ou noutros estabelecimentos considerados apropriados pela autoridade reguladora.

Preparação

- Quando a FDA telefonar para marcar uma inspeção, obtenha as seguintes informações:
  - Nome e informações de contacto do inspetor da FDA
  - Informações adicionais sobre os inspectores, se aplicável
  - O nome do PI a ser controlado
  - Que estudos estão a ser inspeccionados
  - O motivo da inspeção
  - A FDA quer pessoal específico disponível
  - A FDA pretende que sejam disponibilizados documentos específicos
- Documentar qualquer conversa telefónica que ocorra entre o inspetor da FDA e o pessoal do estudo
- Notificar a equipa do estudo, o Patrocinador, o Programa de IQ e o Comité de Investigação Humana dos Parceiros
- O inspetor da FDA solicitará normalmente que a inspeção se realize no prazo de 10 dias
- Solicitar os registos médicos de todos os participantes no estudo
- Reservar um quarto numa zona privada para a inspeção

- A sala não deve conter outros ficheiros ou registos
  - Deverá existir uma fotocopiadora junto ao quarto,
- Identificar uma pessoa que servirá de acompanhante
- Preparar uma panorâmica geral do estudo para o IP e a equipa do estudo
- Atualizar o CV do Investigador Principal. Este deve incluir uma lista de todos os estudos em curso.
- Assegurar que toda a documentação do estudo está disponível para ser analisada pelo inspetor.
- Rever a documentação do estudo para:
  - Abrangência, exatidão e conformidade Deficiências/ lacunas; corrigir as que podem ser corrigidas (ou seja, violações de azulejos, notas para arquivar, localizar documentos em falta, etc.)
  - Questões pendentes ou não resolvidas

O CRI analisará com o IP e o CRC os procedimentos necessários a seguir durante uma inspeção e estará disponível para prestar assistência na preparação para a inspeção.

Uma vez agendada a inspeção, os locais devem começar a preparar-se reunindo todos os documentos do estudo num local de fácil acesso. Os CRCs devem rever os documentos do estudo para garantir que tudo está contabilizado, completo e bem organizado. Os documentos do estudo que devem estar disponíveis para revisão incluem todos os formulários de consentimento informado, fichas dos doentes, relatórios de testes, relatórios laboratoriais, CRFs, o dossier regulamentar, relatórios de EA, todos os relatórios de monitorização e todos os dados disponíveis. Os documentos que são mantidos num EMR (registo eletrónico de saúde) devem ser disponibilizados em formato de papel, uma vez que é política da Universidade que os auditores externos não estejam autorizados a aceder aos sistemas EMR.

GESTÃO DA FRAUDE E DA MÁ CONDUTA

Falsificação de dados ao propor, conceber, executar, registar, supervisionar ou rever a investigação, ou ao comunicar os resultados da investigação. A falsificação inclui tanto actos de omissão (não revelar conscientemente todos os dados) como de comissão (alterar ou fabricar conscientemente os dados). A fraude não inclui o erro honesto. O incumprimento deliberado ou repetido do protocolo e das BPC pode ser considerado fraude.

Quem comete a fraude?
- Investigadores
- Coordenadores de estudos
- Pessoal de gestão de dados
- Pessoal de laboratório
- Pessoal do IRB
- CRAs e pessoal do patrocinador
- FDA

Consequências da fraude:
- Patrocinador - validade dos dados comprometida, apresentação comprometida, custos adicionais
- Investigador - multas, despesas legais, desqualificação/exclusão, revogação da licença, carreira arruinada
- Instituição - acções judiciais
- Assunto - segurança em risco, perda de confiança no processo de ensaio clínico

Porque é que a fraude ocorre?
- Falta de recursos (pessoal, tempo, matérias)
- Falta de formação em BPC
- Falta de controlo regulamentar
- Preguiça
- Perda de interesse
- Pressão para atuar ou publicar Dinheiro, ganância

Sinais gerais de aviso:
- Elevada rotação do pessoal
- O pessoal está descontente, receoso, ansioso, deprimido, defensivo
- Ambiente de trabalho de alta pressão Obsessão com os pagamentos do estudo Investigadores ausentes
- Falta de formação em BPC
- Recrutamento invulgarmente rápido

Identificadores de dados de fraude:
- Tendências/padrões implausíveis:
  - 100% de conformidade com os medicamentos
  - Resultados idênticos de laboratório/ECG
  - Não foram registados EAGs
  - Os sujeitos cumprem perfeitamente um horário de visita
  - Respostas de eficácia perfeitas para todos os sujeitos
- Os dados do local não são consistentes com os de outros centros (estatística fora do normal)
- Os registos de origem não têm uma pista de auditoria não há assinaturas e datas das pessoas que completam a documentação
- Todos os registos de origem e CRFs preenchidos com a mesma caneta
- Cartões de agenda perfeitos, CRFs imaculados
- A caligrafia e as assinaturas dos sujeitos são incoerentes nos documentos
- Datas de visita questionáveis (domingos, feriados, férias do pessoal)
- Eventos impossíveis (por exemplo, sujeito aleatório antes de o IP estar disponível no sítio)

- As visitas do sujeito não podem ser verificadas no prontuário médico ou na agenda de consultas
- Os dados contêm "preferência por dígitos": alguns dígitos são utilizados com mais frequência do que outros (0, 5 e dígitos pares)

Estratégias de deteção:
- Espera-se que a fraude parta do princípio de que os registos são falsos.
- Questionar dados em falta, alterados e/ou incoerentes oferecer-se para recuperar registos, continuar a puxar as pontas soltas.
- Não se deixe intimidar desafio para explicar dados suspeitos
- Desconfiar da transferência de culpas - recordar ao investigador que ele é responsável pela condução do estudo.
- Cultivar os denunciantes prestar atenção às queixas do pessoal, estabelecer relações e ser acessível.

Prevenção de fraudes:
- Durante a avaliação pré-estudo, os promotores devem examinar cuidadosamente os centros quanto ao seu interesse no estudo, estabilidade do pessoal, interacções investigador/pessoal, carga de trabalho e nível de formação.
- Todas as pessoas envolvidas no processo de ensaio clínico devem receber formação regular em BPC.
- As ARC devem ser especialistas no protocolo, em especial nos parâmetros que determinam a elegibilidade (critérios de inclusão/exclusão) e os parâmetros primários de eficácia
- Os promotores devem sublinhar a sua política em matéria de fraude na visita de iniciação
- As instituições devem criar sistemas para incentivar a comunicação de fraudes e proteger os autores de denúncias.

CAPÍTULO 9

REQUISITOS DE INFRA-ESTRUTURAS E SISTEMAS PARA A GESTÃO DE DADOS

RECOLHA ELECTRÓNICA DE DADOS

Foi considerada a mais vantajosa quando se procura assegurar a coerência, a segurança e a eficácia. Para ajudar os investigadores a concluírem as suas tarefas de forma muito mais fácil e rápida, as metodologias de recolha de dados em papel transformam-se lentamente numa coisa do passado. Agora são substituídas pela Captura Eletrónica de Dados.

Os sistemas EDC são sistemas informatizados que recolhem dados em formato eletrónico. São utilizados para recolher dados suficientes sobre os doentes durante o ensaio de novos produtos farmacêuticos. Algumas das funcionalidades mais fundamentais dos CDE incluem a verificação da qualidade dos dados já recolhidos, permitindo que os investigadores introduzam dados numa base de dados centralizada e criando formulários de introdução de dados baseados na Web.

Quem utiliza o software EDC?
- Centros - Um centro refere-se à entidade que coordena e recolhe os dados dos doentes, ou sujeitos, do ensaio clínico.
- Patrocinador - Os patrocinadores podem empregar uma variedade de pessoas que utilizam o sistema EDC em várias funções. Os monitores que trabalham em nome do promotor podem visitar os centros dos clientes para rever os documentos de origem dos dados e verificar a exatidão dos dados correspondentes no sistema EDC Os bioestatísticos ajudam a planear e a analisar os dados recolhidos. Normalmente grandes utilizadores do software EDC, os gestores de dados têm a responsabilidade de garantir que os dados do ensaio são limpos e utilizáveis.
- CRO - Uma CRO, ou organização de investigação contratada, é uma entidade que contrata os patrocinadores para facilitar o planeamento e a realização de um ensaio clínico. Em alguns ensaios, as CROs podem efetivamente operar o ensaio em nome do promotor. As CROs podem ter muitos dos mesmos tipos de utilizadores do sistema EDC que os promotores.

Vantagens:
- Dados mais limpos - O software CDE é particularmente bom a impor certos aspectos da qualidade dos dados. O software pode certificar-se de que os dados cumprem determinados formatos, intervalos, etc. exigidos antes de os dados serem aceites na base de dados do ensaio
- Eficiência dos dados - Os sistemas CDE são concebidos de forma a garantir a eficiência dos dados que estão a ser recolhidos.

- Processos mais eficientes - O software EDC pode ajudar a orientar o centro através da série de eventos do estudo, solicitando apenas os dados necessários para a circunstância específica do doente num determinado momento. ferramentas para identificar e resolver problemas de dados com os centros.
- Acesso mais rápido aos dados - Os sistemas EDC baseados na Web podem fornecer acesso quase em tempo real aos dados de um ensaio clínico. Este conhecimento permite uma tomada de decisões mais rápida.

Barreiras
- Custo inicial elevado
- Falta de conhecimentos técnicos
- Resistência à mudança

Benefício:
- Facilidade de instalação
- Acesso fácil e seguro
- Capturar dados de alta qualidade
- Redução de tempo e de custos
- Os dados podem ser reutilizados para investigação futura
- Conformidade

O sistema EDC fornece
- um componente de interface gráfica do utilizador para a introdução de dados
- um componente de validação para verificar os dados do utilizador
- uma ferramenta de relatório para análise dos dados recolhidos

Exemplos de sistemas de captura eletrónica de dados:
Medrido, Castor EDC, Aetiol, DataLabs, Poimapper.

SELECÇÃO E IMPLEMENTAÇÃO DE NOVOS SISTEMAS
SELECÇÃO:
A seleção de uma solução EDC tornou-se um esforço complicado e uma tarefa que a maioria das empresas farmacêuticas, biotecnológicas e de CRO temem. Considerações sobre a seleção de um EDC.

1. Facilidade de administração do sistema
Consegue ter controlo total sobre a administração do seu sistema CDE ou tem de recorrer ao fornecedor de CDE para obter esses serviços? A capacidade de administrar totalmente todos os utilizadores, funções, privilégios e acesso a estudos deve ser uma função alargada à sua equipa.

2. Opções flexíveis de alojamento

A maioria dos fornecedores de EDC apenas oferece modelos SaaS (um método de entrega e licenciamento de software) ou de alojamento na nuvem, obrigando-o a celebrar contratos de alojamento a longo prazo. Isto é aceitável para a maioria das empresas de investigação clínica, uma vez que não têm os recursos de TI disponíveis para se alojarem elas próprias.

3. Usabilidade do utilizador final

A sua solução EDC deve estar actualizada com a tecnologia mais recente. A interface deve ser intuitiva para os utilizadores finais e tirar partido dos fluxos de trabalho automáticos. Os sistemas EDC actuais devem suportar todos os navegadores Web em qualquer plataforma e não restringir o utilizador a um determinado navegador.

4. Acesso aos dados (relatórios e exportações)

É tudo uma questão de dados. Ter acesso fácil e instantâneo aos dados do ensaio clínico é uma consideração importante. O sistema EDC deve ser capaz de fornecer dados em tempo real em vários formatos, tais como através de relatórios online ou através de exportações em Excel, SAS e outros formatos de ficheiros.

5. Conceção de estudo simples

Um sistema CED atual deve permitir-lhe controlar o seu ensaio. Através de uma interface intuitiva, deve ser capaz de conceber facilmente os seus e-CRF, criar verificações de edição, definir a estrutura da visita e configurar várias regras e notificações dinâmicas. Tudo isto deve ser possível sem necessidade de programação ou de competências informáticas avançadas.

6. Fixação de preços

O preço é possivelmente um dos maiores factores para quem selecciona uma solução EDC, ou qualquer plataforma tecnológica. Isto não significa necessariamente que se deva selecionar o fornecedor com o preço mais baixo. Além disso, a solução EDC com o preço mais elevado não significa necessariamente que a solução seja a melhor.

Deve ser considerado o custo total de propriedade, que inclui a implementação do sistema, a formação, o apoio ao longo da vida do estudo e as licenças de software.

7. Cronogramas

Os prazos de implementação também determinarão o processo de seleção. O calendário para a instalação e validação do sistema EDC deve ser considerado para garantir que o sistema está pronto para iniciar a construção de um estudo quando necessário e em total conformidade com os regulamentos aplicáveis. Outras considerações sobre o calendário incluem a formação, o período de tempo para criar uma aplicação específica para o estudo e a extensão das alterações necessárias aos processos organizacionais e aos PONs.

8. Antecedentes e estabilidade do fornecedor

Se o fornecedor for uma empresa pública, o seu desempenho financeiro e histórico pode ser obtido livremente. Conhecer o fornecedor é essencial; perguntas como estas podem

- número de clientes actuais/anteriores
- experiência em desenvolvimento de software
- aspectos do sistema de gestão da qualidade do desenvolvimento de software dos fornecedores
- número de empregados
- rácio entre o pessoal de desenvolvimento e o pessoal total
- tempo de atividade
- estabilidade financeira
- desempenho anterior

9. Compatibilidade com os PON

Os PON actuais podem ditar um processo específico que o sistema pode ou não suportar. Por exemplo, os PONs organizacionais podem permitir que um Gestor de Dados reveja e feche consultas, independentemente da forma como foram geradas, enquanto um sistema pode apenas permitir que a função "monitor" feche consultas geradas durante o processo de verificação do documento de origem.

10. Critérios de seleção baseados na funcionalidade do software

Existe um conjunto de funções comuns de CDE, tais como a introdução de dados e a identificação de discrepâncias de dados, abrangidas pela maioria dos sistemas CDE.

Consideração:
- Usabilidade
- Visualização e relatórios
- Segurança
- Funcionalidade
- Apoio e desenvolvimento
- Integração
- Escalabilidade
- Custo e adequação
- Alojamento
- Actualizações

IMPLEMENTAÇÃO:

Os Sistemas de Gestão de Ensaios Clínicos (CTMS) são uma parte importante de todos os ensaios clínicos. O EDC é utilizado para ajudar as empresas de dispositivos médicos e farmacêuticas a obter a máxima eficiência no que diz respeito à introdução de dados, à estruturação de uma base de dados e à realização de análises para ensaios clínicos.

A recolha de dados por via eletrónica pode trazer enormes benefícios aos doentes, às empresas farmacêuticas e às CRO que realizam ensaios clínicos. No entanto, quando se trata de utilizar avaliações electrónicas de resultados clínicos (e-COA) - especialmente resultados electrónicos comunicados pelos doentes (e-PRO) — num estudo.

1. Identificar quem é o responsável

Se for um patrocinador ou CRO de maior dimensão, considere a possibilidade de criar uma equipa interna de e-COA que inclua pessoas com experiência direta em e-COA e conhecimentos terapêuticos.

2. Planeamento das modificações dos processos internos

Ao desenvolver o seu plano de projeto inicial, tenha em consideração quaisquer modificações do processo interno necessárias para a recolha de dados e-COA, incluindo modificações relacionadas com as especificações do protocolo, a recolha de dados, a gestão, a análise e a elaboração de relatórios.

3. Defina a sua estratégia de e-COA e seleccione os melhores dispositivos

O seu fornecedor de e-COA poderá ajudá-lo a definir a sua estratégia de eCOA, incluindo os dispositivos mais adequados para o seu estudo específico. Alguns dos factores que devem ser considerados são as características da população de doentes, os processos de recolha de dados (o número de perguntas previsto, a frequência e o tipo de dados a recolher, etc.) e a conformidade regulamentar.

4. Garantir que os dispositivos e-COA são adequados e licenciados

De acordo com as Orientações PRO da FDA, cada instrumento utilizado num ensaio clínico deve ser "adequado ao contexto de utilização", licenciado pelo proprietário dos direitos de autor, validado para implementação eletrónica e traduzido/localizado. Estas etapas podem ser tratadas pelo promotor do ensaio, pelo fornecedor de e-COA e pela CRO ou fornecedor de tradução.

5. Determinar a estratégia da modalidade

Trabalhe com a sua equipa interna de e-COA ou com o fornecedor de e-COA para selecionar a modalidade mais adequada para o seu estudo (ver figura). É importante garantir que a modalidade que escolher está em conformidade com a regulamentação - especialmente se estiver a utilizar mais do que uma modalidade de e-COA, uma vez que a mistura de modalidades acarreta uma integração de dados adicional e riscos regulamentares.

6. Seleccione o seu método de aquisição e crie um acordo de transmissão de dados

O seu estudo funcionará melhor com o aprovisionamento de todos os dispositivos ou será mais adequada uma mistura de aprovisionamento e de Bring-You're-Own-Device (BYOD)? O seu fornecedor de e-COA deve ser capaz de fornecer ambos os serviços e aconselhar sobre qual é o melhor para o seu estudo. Além disso, uma vez que as transmissões de dados variam muito consoante a localização, é melhor fornecer a cada dispositivo e-COA várias opções de métodos de transmissão, tanto digitais como analógicos. Além disso, deve ser elaborado um acordo de transmissão de dados que defina a estrutura da transferência de dados.

7. Personalizar relatórios para obter informações accionáveis

Se trabalhar com um fornecedor de e-COA, deve esperar receber relatórios de monitorização personalizáveis que permitam aos centros e às equipas de estudo aceder a dados em tempo real online. Estes relatórios fornecerão informações accionáveis sobre os seus estudos, centros e doentes.

8. Desenvolver um plano de envio e implementação de dispositivos

O sucesso de qualquer ensaio clínico é largamente determinado pelos centros de investigação que inscrevem os doentes, por isso, tenha dispositivos e-COA adequados quando e onde forem mais necessários. O seu fornecedor de e-COA deve ser uma mais-valia no desenvolvimento de um plano de envio e implementação de dispositivos - incluindo requisitos personalizados e outros regulamentos regionais para lidar com países problemáticos - para garantir que os seus centros de investigação recebem os dispositivos a tempo.

9. Desenvolver um plano de formação e materiais de formação

Os fornecedores de e-COA são normalmente responsáveis por fornecer um plano e documentação relacionada para a formação de médicos, pessoal do centro, doentes, observadores e prestadores de cuidados. Certifique-se de que o plano de formação do seu estudo inclui um kit de formação sobre o dispositivo e-COA - com instruções detalhadas para a formação dos doentes — bem como guias de apoio do centro para garantir o sucesso do estudo e-COA.

10. Desenvolver e efetuar testes no local

Por fim, o teste no local verifica se o sistema e os dispositivos e-COA estão em conformidade com o documento de requisitos do seu estudo. O seu fornecedor de e-COA pode fornecer instruções sobre como efetuar os testes. Aqueles que redigiram o protocolo e forneceram os requisitos do estudo devem contribuir para verificar se esses requisitos são cumpridos de forma satisfatória.

A implementação do e-COA em ensaios clínicos pode exigir mais trabalho inicial, mas no final, um planeamento adequado poupará tempo, dinheiro e frustração. Ao planear antecipadamente, trabalhar com um fornecedor de e-COA experiente e fornecer formação e comunicação contínuas ao longo do processo, os promotores e as CRO de todas as dimensões podem implementar facilmente o e-COA nos seus ensaios e beneficiar de dados de maior qualidade, melhor adesão e envolvimento dos doentes e prazos mais curtos.

SELECÇÃO E IMPLEMENTAÇÃO DA BASE DE DADOS

Cinco passos para garantir que escolhe e implementa com sucesso a base de dados correcta para a sua organização.

1. Defina as suas necessidades

Independentemente do tipo de base de dados que está a considerar, o primeiro passo crítico é definir as suas necessidades. Analise o sistema que está a utilizar atualmente. Como é que ele responde às suas necessidades? Que funcionalidades estão em falta? Fale com o fornecedor do seu sistema atual e veja se este pode ser melhorado, expandido ou personalizado para responder a todas as suas necessidades. Utilizar os sistemas existentes significa poupar tempo, dinheiro e a frustração de escolher, instalar e aprender uma aplicação totalmente nova. Não se esqueça de falar com todas as pessoas da sua organização que irão utilizar a base de dados para criar uma lista das funcionalidades necessárias. Desta forma, pode avaliar os seus sistemas actuais e novos com base nas necessidades das pessoas que os vão utilizar.

2. Criar uma lista restrita

Se necessitar de um novo sistema de gestão de bases de dados, o passo seguinte é criar uma lista restrita para reduzir todas as opções possíveis a uma lista manejável. Se estiver a fazer um investimento mais avultado, deverá investigar mais a fundo e identificar uma lista de três a cinco opções de software. Sites como Idealware e TechSoup são bons lugares para começar a pesquisar. Se pretender adquirir um sistema bastante complicado, poderá considerar a contratação de um consultor que possa fazer uma auditoria às capacidades do seu sistema atual e às necessidades da sua organização, e encontrar uma solução adequada.

3. Avalie as suas opções

O passo seguinte é avaliar as diferentes opções de bases de dados da sua lista. Experimente cada sistema por si próprio ou peça aos vendedores que lhe façam uma demonstração. Reserve algum tempo para definir as características e funções específicas que pretende ver e envie-as ao vendedor com antecedência.

4. Implementar o seu software

Depois de ter escolhido a sua base de dados, ainda tem de a implementar. Dependendo do tipo de sistema escolhido, pode ser necessário pensar em migrar dados ou transferi-los dos sistemas antigos para o novo. Este passo raramente é fácil e requer uma análise e um planeamento cuidadosos. Certifique-se de que planeia a formação e o apoio ao pessoal. A quem se devem dirigir em caso de dúvidas? O que é que devem fazer ou não fazer com o sistema? Este passo é essencial para maximizar a adoção pelos utilizadores. Se tiver implementado um sistema que satisfaça as suas necessidades e lhes tiver dado formação para o utilizarem, os utilizadores da sua organização ficarão muito mais satisfeitos com o software que escolher.

5. Manter a sua base de dados

Nenhum sistema se mantém sozinho, especialmente um que inclua dados. Cuidar dos seus dados significa estabelecer políticas para garantir que os seus dados se mantêm limpos e accionáveis e que é fácil aceder às informações de que necessita a partir do sistema. A melhor forma de manter os dados úteis é fazê-lo desde o início: Em que deve pensar o pessoal quando introduz os registos? Quem irá monitorizar a qualidade dos dados? Ajude o seu pessoal a saber o que deve introduzir e quando, e defina os passos que garantirão que os seus dados estão limpos e utilizáveis quando alguém tentar encontrar algo.

VALIDAÇÃO DO SISTEMA E PROCEDIMENTOS DE ENSAIO

Os testes de validação garantem que o produto satisfaz efetivamente as necessidades do cliente. Também pode ser definido como a demonstração de que o produto cumpre a sua utilização prevista quando implantado num ambiente adequado.

Testes de componentes/unidades

O objetivo dos testes unitários é procurar erros no componente de software. Ao mesmo tempo, também verifica o funcionamento de módulos e objectos que podem ser testados separadamente.

Ensaios de integração

Esta é uma parte importante do modelo de validação de software, onde é testada a interação entre as diferentes interfaces dos componentes. Além da interação entre as diferentes partes do sistema, é também testada a interação do sistema com o sistema operativo do computador, o sistema de ficheiros, o hardware e qualquer outro sistema de software com o qual possa interagir.

Teste do sistema

O teste do sistema é efectuado quando todo o sistema de software está pronto. A principal preocupação do teste do sistema é verificar o sistema em relação aos requisitos especificados. Ao efetuar os testes, o testador não se preocupa com os aspectos internos do sistema, mas verifica se o sistema se comporta de acordo com as expectativas.

Testes de aceitação

Durante este teste, um testador tem literalmente de pensar como o cliente e testar o software em relação às necessidades do utilizador, aos requisitos, aos processos empresariais e determinar se o software pode ou não ser entregue ao cliente.

Teste alfa

Este tipo de teste é efectuado nas instalações dos criadores por potenciais clientes/utilizadores. Quaisquer problemas encontrados durante este teste são rectificados pelos criadores nesse momento.

Testes beta

Quando o software passa a fase de teste alfa, o teste beta é efectuado pelo utilizador.

Testes de regressão

Este teste é efectuado depois de serem feitas as alterações ou modificações desejadas no código existente. O código, quando posto à prova, pode apresentar alguns erros que podem ser resolvidos efectuando alterações essenciais. Após estas alterações, o software é novamente testado para verificar se o novo código satisfaz ou não os requisitos do cliente.

FASES DO PROCESSO DE TESTE DE VALIDAÇÃO:
- Planeamento da validação
    Planear todas as actividades que têm de ser incluídas nos testes.
- Definir requisitos
    Estabelecer objectivos e definir os requisitos para os testes.
- Seleção de uma equipa
    Selecionar uma equipa de desenvolvimento competente e com conhecimentos (incluindo o terceiro).
- Desenvolvimento de documentos
    Elaborar um documento de especificação do utilizador que descreva as condições de funcionamento.
- Estimativa/Avaliação
    Avaliar o software de acordo com as especificações e apresentar um relatório de validação.
- Correção de erros ou incorporação de alterações
    Alterar o software de modo a eliminar os erros detectados durante a avaliação.

DICIONÁRIO DE CODIFICAÇÃO

Codificar é escrever declarações numa linguagem de programação ou numa linguagem de marcação. Essencialmente sinónimo de programação, a codificação é a base de todo o software e páginas Web e pode ser considerada o coração e a alma da informática. Um dicionário é uma estrutura de dados de uso geral para armazenar um grupo de objectos. Um dicionário tem um conjunto de chaves e cada chave tem um único valor associado. Quando lhe é apresentada uma chave, o dicionário devolve o valor associado.

Para a codificação são utilizados os cinco dicionários abaixo indicados:

- COSTART - Símbolos de Codificação para o Thesaurus de Termos de Reacções Adversas.
- CID9CM - Classificação Internacional de Doenças 9 Revisão Modificação Clínica.
- MedDRA - Dicionário Médico para Actividades de Regulamentação.
- OMS-ART - Terminologia das reacções adversas da Organização Mundial de Saúde.
- OMS-DDE - Organização Mundial de Saúde - Dictio-nário de Drogas melhorado.

Dois dicionários de codificação médica amplamente utilizados para codificar termos médicos gerados em ensaios clínicos são o MedDRA e o WHO-DDE. Idealmente, a codificação é efectuada em dados validados e limpos por gestores de dados responsáveis pela "Revisão de Dados e Gestão de Discrepâncias".

Codificação automática:

O termo registado pelo investigador no instrumento de recolha de dados é codificado automaticamente se corresponder exatamente ao termo adequado disponível no dicionário médico.

Codificação manual:

A codificação automática falha no que respeita aos termos que não correspondem ao nível hierárquico adequado no dicionário médico. Todos estes termos têm de ser codificados manualmente pelo codificador médico atribuído ao projeto. O codificador médico encontrará a correspondência adequada para o termo de entre os termos do dicionário atribuído e atribuirá manualmente o código.

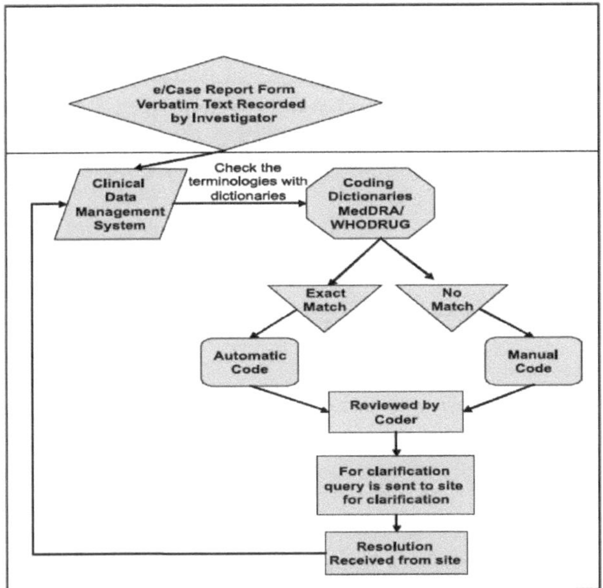

O MedDRA é utilizado para a codificação

- Termos médicos gerados durante todas as fases do ensaio clínico, excluindo a toxicologia animal,
- Indicações terapêuticas que incluem sinais, sintomas, doenças, diagnóstico ou profilaxia de doenças e modificação de funções,
- Codificação de nomes e resultados quantitativos de investigações, procedimentos cirúrgicos e história médica/social/familiar.

A MedDRA tem cinco níveis hierárquicos, como se indica a seguir:

- Termo de baixo nível (LLT)
- Tema preferido (PT)
- Termo de alto nível (HLT)
- Grupo de Alto Nível Tem (HLGT)
- Classe de órgãos do sistema (SOC)

Problemas comuns enfrentados pelo especialista em codificação médica durante a codificação:

- Termo literal ilegível
- Erros de ortografia
- Utilização de abreviaturas
- Múltiplos sinais e sintomas registados como eventos separados que podem levar a um diagnóstico (por exemplo: sinais e sintomas registados como nariz a pingar, tosse e febre podem levar ao diagnóstico de Pneumonia)

- Vários conceitos médicos registados em conjunto. Para codificar, precisamos de dividir os termos.
- O evento é registado sem mencionar o local, por exemplo, a úlcera é registada sem informações adicionais como úlcera de traça, úlcera de perna, etc.
- Foram registados vários conceitos médicos que incluíam o procedimento cirúrgico e a razão da lesão. No entanto, o motivo, a causa ou o local da lesão não são clarificados.
- Um termo de medicação relatado, no entanto, a alergia devido à medicação ou o resultado da alergia não é especificado

MIGRAÇÃO E ARQUIVO DE DADOS

MIGRAÇÃO:

A migração de dados é o processo de deslocação de dados de um local para outro, de um formato para outro ou de uma aplicação para outra. Geralmente, é o resultado da introdução de um novo sistema ou localização para os dados.

Tipos de migração de dados:
- Migração de armazenamento
  O processo de transferência de dados de matrizes existentes para matrizes mais modernas que permitem que outros sistemas acedam aos mesmos. Oferece um desempenho significativamente mais rápido e um escalonamento mais económico, ao mesmo tempo que permite as funcionalidades de gestão de dados esperadas, como clonagem, instantâneos, cópia de segurança e recuperação de desastres.
- Migração para a nuvem
  O processo de mover dados, aplicações ou outros elementos empresariais de um centro de dados local para uma nuvem ou de uma nuvem para outra. Em muitos casos, também implica uma migração de armazenamento.
- Migração de aplicações
  O processo de transferência de um programa de aplicação de um ambiente para outro. Pode incluir a transferência de toda a aplicação de um centro de TI local para uma nuvem, a transferência entre nuvens ou simplesmente a transferência dos dados subjacentes da aplicação para uma nova forma da aplicação alojada por um fornecedor de software.

A migração de dados envolve 3 passos básicos:
- Extrair dados
- Transformar dados
- Carregar dados

Processo de migração:

- Planeamento pré-migração - Avaliar a estabilidade dos dados que estão a ser transferidos.
- Início do projeto - Identificar e informar as principais partes interessadas.
- Análise do cenário - Estabelecer um processo sólido de gestão das regras de qualidade dos dados e informar a empresa sobre os objectivos do projeto, incluindo o encerramento dos sistemas antigos.
- Conceção da solução - Determinar quais os dados a transferir e a qualidade desses dados antes e depois da transferência.
- Construir e testar - Codificar a lógica de migração e testar a migração com um espelho do ambiente de produção.
- Executar e validar - Demonstrar que a migração cumpriu os requisitos e que os dados transferidos são viáveis para utilização comercial.
- Desativar e monitorizar - Encerrar e eliminar os sistemas antigos.

Vantagens:
1. Usabilidade
A usabilidade permite-lhe:
- Executar relatórios utilizando dados históricos e dados actuais.
- Comparar dados históricos com dados actuais lado a lado.
- Rever dados históricos a partir da interface de utilizador do seu sistema ETO.
2. Continuidade
A migração de dados históricos para uma nova estrutura de base de dados proporciona continuidade entre o antigo e o novo.
3. Formação
A migração de dados reduz o obstáculo da formação, aproveitando os conhecimentos existentes dos utilizadores.

Desvantagens:
- Custo
- Tempo - As migrações de dados levam tempo.
- Herdar a má qualidade dos dados

ARQUIVO

O arquivamento de dados é o processo de mover dados que já não são utilizados ativamente para um dispositivo de armazenamento separado para retenção a longo prazo. Os dados de arquivo consistem em dados mais antigos que continuam a ser importantes para a organização ou que devem ser retidos para referência futura ou por motivos de conformidade regulamentar. O sistema deve estar sempre preparado para falhas graves de hardware ou software e perda de dados. Os procedimentos devem ser tão simples quanto possível para garantir que as cópias de segurança são efectuadas regularmente.

medida que a base de dados evolui com o tempo e ocorrem mudanças na tecnologia da informação, o arquivamento de dados é essencial para permitir a recuperação de dados históricos armazenados na estrutura ou conceção anterior. O arquivo de dados deve ser efectuado utilizando um suporte não volátil (por exemplo, CD-ROM) e um formato de dados independente do sistema.

Objetivo do arquivo de dados:
- Os dados da aplicação que já não são necessários para a atividade diária são transferidos da base de dados, de modo a que os recursos da base de dados sejam utilizados de forma mais eficiente.
- Resolve problemas de espaço de memória e de desempenho causados por grandes volumes de dados de transação.
- Assegura que o crescimento dos dados se mantém moderado para que a base de dados se mantenha gerível a longo prazo.

Vantagens do arquivo de dados
- Disponibilidade do sistema
  Atualização mais rápida e fácil para versões de software superiores. Tempo de execução mais curto para cópia de segurança e recuperação.
- Utilização de recursos
  Redução dos custos de hardware para disco, CPU, memória, bem como dos custos de administração
- Tempos de resposta
  Melhoria do desempenho do sistema e do tempo de resposta em linha.
- Reduzir o custo do armazenamento primário
- O custo de armazenamento em arquivo é menor

Âmbito do arquivo de dados:
Os dados que ainda são necessários não são eliminados da base de dados, para garantir que o sistema verifica os critérios de arquivabilidade para cada objeto de arquivo.
- Método em duas etapas
  Assegurar que os erros não conduzem à perda de dados durante o arquivo. Primeiro, os dados são copiados para os ficheiros de arquivo. Segundo, o ficheiro de arquivo é totalmente escrito e lido com êxito antes de eliminar os dados da base de dados.
- Compressão de dados - Os dados são comprimidos automaticamente durante o arquivo.
- Meta dados
  Os metadados são guardados no ficheiro de arquivo juntamente com os dados, pelo que o arquivo pode ser lido muito tempo depois de ter sido criado e mesmo depois de o sistema ter sido atualizado.

CAPÍTULO 10

GESTÃO DE DADOS DE ENSAIOS CLÍNICOS

PLANO DE GESTÃO DE DADOS

Um plano de gestão de dados assegura a conformidade com as boas práticas de gestão de dados clínicos ao longo de todo o ensaio clínico. O plano de gestão de dados é um documento que define todas as actividades de gestão de dados para promover práticas de gestão de dados consistentes, eficientes e eficazes para cada estudo individual.

Objectivos:
- Compreender como é criado um Plano de Gestão de Dados em conformidade com as boas práticas de gestão de dados clínicos.
- Descrever todas as actividades, funções e responsabilidades de gestão de dados específicas do estudo
- Compreender como o DMP actua como referência central para a documentação de apoio e os processos utilizados durante o ciclo de vida do estudo.

O que é o Plano de Gestão de Dados?

O DMP descreve a estrutura da base de dados e os procedimentos que serão utilizados para testar e validar o sistema, bem como para a introdução de dados, verificações de edição, codificação de dados, consultas de dados e resolução de consultas.
- Serve como um documento de planeamento, comunicação e ferramentas de referência para as equipas de estudos clínicos
- Dá continuidade às actividades de gestão de dados quando ocorrem mudanças de pessoal
- Também fornece um registo das actividades de tratamento de dados a realizar para um determinado estudo, juntamente com os prazos
- Define também as funções e a responsabilidade dos diferentes intervenientes envolvidos nas actividades de gestão empresarial

Criação e distribuição de DMP:
- Os componentes do DMP serão disponibilizados a todos os membros da equipa de estudo ao longo do estudo
- Este documento é uma referência global, deve ser lido cuidadosamente uma vez e utilizado como referência numa base contínua
- Uma vez criados, os componentes serão distribuídos à equipa de estudo para revisão e aprovação
- Os componentes do DMP são documentos vivos e serão actualizados à medida que as circunstâncias do estudo evoluem, e só estarão completos quando o

estudo tiver sido terminado ou as actividades de encerramento estiverem concluídas
- O Gestor de Dados Principal é responsável pela criação dos componentes do DMP.

Componentes do DMP:
As informações sobre os seguintes domínios devem ser recolhidas no âmbito do
- Fluxo de dados
- Captura de dados
- Configuração do estudo
- Entrada de dados
- Transferência de dados
- Codificação
- Processamento/gestão de dados
- Dados de segurança (Eventos adversos graves)
- Dados externos
- Qualidade
- Quaisquer marcos, se aplicável, ou processo de bloqueio e desbloqueio da base de dados
- Arquivo de dados clínicos
- Relatórios

CONCEPÇÃO DO CRF

Os CRFs são instrumentos utilizados para recolher dados dos ensaios clínicos. São concebidos para recolher todos os pontos de dados especificados no protocolo. Os CRFs normalizam a recolha de dados do estudo e também ajudam a satisfazer as necessidades do pessoal médico, estatístico, regulamentar e de gestão de dados. Os CRFs são preenchidos pelo investigador e depois enviados para a unidade de gestão de dados para introdução e revisão.

Consideração:
- Coerência em todo o texto - Formatos, tipos de letra, tamanhos, etc.
- Espaço em branco
- Layouts - Retrato vs paisagem vs combinação
- NCR - Clareza dos exemplares do 2º13ºrdl4º NCR
- Digitalização - Se os CRF forem digitalizados
- Numeração de páginas
- Utilizar títulos de secção
- Rolagem / formulários de registo (AEs, Con Meds, etc.)
    - Designação de visita?
    - Data prevista para a visita/chefe?
    - Numeração de páginas?
    - Sub-eventos?

- Instruções claras e específicas
- Não divida os módulos por páginas. Exceção: formulários de várias páginas, questionários, etc.
- Utilizar perguntas indicadoras,
    Por exemplo: O doente registou algum EA? Sim / Não
- S/N vs. caixa de verificação única,
- Evitar gráficos
- Os módulos recolhidos em várias visitas devem ser modelados da mesma forma para cada visita, por exemplo Sinais vitais com a mesma ordem de cada vez
- Não recolha campos que possam ser derivados, por exemplo. Idade, IMC, durações, médias, etc
- Não ter uma pergunta que não se repete
- Evitar a recolha de dados redundantes Se os recolher em dois locais, terá de os limpar
- O que fazer com cada campo, por exemplo: Data do exame:__/___/____

CONCEPÇÃO DE BASES DE DADOS

Os dados de um ensaio clínico serão recolhidos e armazenados no CDMS. Uma base de dados é simplesmente um conjunto estruturado de dados. A conceção da base de dados é a organização dos dados de acordo com um modelo de base de dados. O designer determina que dados devem ser armazenados e como os elementos de dados se inter-relacionam. Com esta informação, pode começar a ajustar os dados ao modelo da base de dados. O sistema de gestão de bases de dados gere os dados em conformidade.

Tipos de conceção de bases de dados
- Lógico
- Conceptual
- Físico

O processo de conceção consiste nas seguintes etapas:
- Determinar o objetivo da sua base de dados
- Encontre e organize a informação necessária - Reúna todos os tipos de informação que possa querer registar na base de dados, como o nome do produto e o número da encomenda.
- Dividir as informações em tabelas - -Divida os seus itens de informação em entidades ou assuntos principais, tais como Produtos ou Encomendas. Cada assunto torna-se então uma tabela.
- Transformar itens de informação em colunas - Decida que informações pretende armazenar em cada tabela. Cada item torna-se um campo e é

apresentado como uma coluna na tabela. Por exemplo, uma tabela de Funcionários pode incluir campos como Apelido e Data de contratação.

- Especificar chaves primárias - Escolha a chave primária de cada tabela. A chave primária é uma coluna que é utilizada para identificar exclusivamente cada linha. Um exemplo pode ser a ID do produto ou a ID da encomenda.
- Estabelecer as relações entre as tabelas - Examine cada tabela e decida como os dados de uma tabela estão relacionados com os dados de outras tabelas. Adicione campos às tabelas ou crie novas tabelas para clarificar as relações, se necessário.
- Aperfeiçoe a sua conceção - Analise a sua conceção para detetar erros. Crie as tabelas e adicione alguns registos de dados de amostra. Veja se consegue obter os resultados pretendidos nas suas tabelas. Faça ajustes no design, se necessário.
- Aplicar as regras de normalização - Aplique as regras de normalização de dados para verificar se as suas tabelas estão estruturadas corretamente. Faça ajustes nas tabelas, se necessário.

Consideração:
- Planear o seu design
    - Compreender o objetivo da sua base de dados
    - Recolha de requisitos
    - Determinar o padrão de utilização
    - Desenhe o seu projeto
    - Obter informações de outros
    - Considerar todas as opções da base de dados
- Documentos
  Deve dispor de documentação adequada que apresente a sua conceção e a comunique claramente aos outros.
- Criar uma norma de nomeação e comprometer-se com ela.
  Existem várias convenções de nomenclatura diferentes e muitos têm o seu próprio estilo, o que é ótimo, por exemplo, chave primária - pk
- Testes - Teste tudo e esteja preparado para fazer alterações.
- Considerar o tipo de dados utilizado

- Compreender a normalização e como implementá-la
    - Vantagens - base de dados mais pequena, melhor desempenho
    - Desvantagens - mais tabelas para juntar, difícil de consultar
- Utilizar uma única coluna como chave primária
- Quase tudo deve ter uma chave primária
- Utilizar a funcionalidade incorporada no servidor SQL para proteger a integridade dos dados.
- Utilizar procedimento armazenado para código SQL
    - Capacidade de manutenção

- ○ Encapsulamento
- ○ Segurança
- ○ Desempenho
- Indexação correcta
- Manter a simplicidade
- Considerar a utilização de sinalizadores em vez de eliminar
  Eliminar a marcação armazenada na tabela principal.

MONTAGEM DO ESTUDO

Abrange todos os documentos necessários para a criação/construção de um estudo:

- Directrizes para a criação do CRF: Fornecer orientações ao conceptor do CRF sobre a criação do e-CRF.
- Normas de dados CRF: Fornece pormenores sobre a norma a utilizar na conceção de um CRF para o projetista de RF C.
- CRF anotado: CRF em branco com marcação ou anotação que coordena cada ponto de dados no formulário e-CRF com o nome do conjunto de dados correspondente.
- Formulário de relatório de caso em papel: Ferramenta de recolha de dados utilizada em ensaios clínicos para apoiar os investigadores e o coordenador na recolha de todas as informações exigidas pelo protocolo.
- Directrizes de preenchimento do CRF: Fornece orientações pormenorizadas ao pessoal do centro para o preenchimento dos CRF em papel. As orientações ajudam a colmatar a lacuna entre o protocolo do estudo e os utilizadores no que diz respeito ao preenchimento e correção do CRF. Procedimentos de assinatura e manuseamento.
- Plano de monitorização: Fornece directrizes pormenorizadas ao Monitor/CRA sobre a forma de analisar os CRF e faz referência ao plano de monitorização específico do estudo, onde são fornecidos os métodos de monitorização, os intervalos entre as visitas ao local e outros pormenores associados à monitorização.
- Manual de conceção da base de dados/especificação do e-CRF: Fornece orientação aos programadores clínicos pelo DM sobre as verificações de edição para cada ponto de dados no CRF
- Especificação de verificação de edição: Descreve todas as verificações (manuais e electrónicas) que serão aplicadas aos dados do estudo para garantir que os dados são adequados para efeitos de comunicação

INTRODUÇÃO DE DADOS

A introdução de dados refere-se ao processo de transferência de dados do CRF em papel para a base de dados. Este processo é também designado por transcrição dos dados. A introdução de dados resulta na criação de dados electrónicos, que correspondem aos dados do CRF. Uma vez introduzidos na base de dados, os dados são revistos e validados pelo editor de dados. A introdução de dados consiste tanto na introdução dupla como na introdução simples.

Entrada dupla:

Isto implica a introdução da mesma página do CRF por dois responsáveis independentes pela introdução de dados. O primeiro pessoal de entrada de dados introduz os dados na base de dados. Mais tarde, um segundo pessoal independente de entrada de dados introduz os mesmos dados

Entrada única:

Este processo implica a introdução de dados por uma única pessoa. Este processo é utilizado quando existem controlos suficientes e exaustivos na base de dados que permitem detetar certos erros que podem ser omitidos pelo pessoal de introdução de dados. A introdução única de dados é amplamente utilizada nos sistemas EDC e RDC. Neste caso, o investigador e o pessoal do local introduzem diretamente os dados.

A introdução de dados pode ser de dois tipos:
   a. A introdução de dados é feita localmente na base de dados do sítio e depois transmitida periodicamente para a base de dados central através da Internet ou utilizando uma linha telefónica. Por vezes, os dados são também enviados através de outros meios electrónicos, como um CD, uma disquete ou um anexo de correio eletrónico.
   b. A introdução de dados é feita em linha diretamente na base de dados central através da Internet. Normalmente, estes sistemas são baseados na Web e os dados estão disponíveis em tempo real para análise.

RASTREIO E CORRECÇÃO DA CRF
Rastreio
- Receção e acompanhamento do CRF
- O processo de acompanhamento engloba a verificação da data de chegada, o seu reconhecimento e a sua evolução ao longo do processo
- Controlo da qualidade e da exaustividade dos documentos
- Rastreio de documentos em falta

Correção
- Quaisquer alterações ou correcções ao CRF devem ser datadas, rubricadas e explicadas (se necessário).
- A inscrição original deve ser riscada com uma única linha e não deve ser ocultada.
- A correção de dados deve ser legível e feita o mais próximo possível do registo original.
- Não é permitida a utilização de corretor.

LIMPEZA DE DADOS

A limpeza de dados é um passo importante que é normalmente supervisionado por muitos investigadores. Por muito cuidadosa que seja a pessoa na introdução de dados, continuam a ocorrer erros. Assim, a limpeza de dados é um processo em que os dados são verificados quanto a erros de introdução ou valores extremos no conjunto de dados. Há duas etapas na fase de limpeza de dados:

a. Identificação dos erros

Esta é uma etapa em que um erro é identificado através de diferentes métodos. O tipo mais óbvio de limpeza de dados consiste em verificar os dois lados extremos da distribuição da variável. Por exemplo, num estudo específico, pode esperar-se que a idade se situe entre os 18 e os 80 anos, pelo que, ao ordenar os dados por ordem ascendente ou descendente, é possível identificar quaisquer valores aberrantes ou erros de introdução de dados.

b. Correção dos erros

Uma vez identificado o erro, o passo seguinte é corrigi-lo. Isto pode ser feito voltando ao formulário de recolha de dados utilizado na recolha de dados, indo ao registo do doente, telefonando ao doente, ou qualquer outro método para encontrar a informação correcta. O método de correção dos erros depende do método de recolha de dados. Deixar um espaço vazio na folha de recolha de dados (dados em falta) significa não corrigir o erro.

TRANSFERÊNCIA DE DADOS

Para as transferências externas de dados, o PGD deve descrever o tipo de dados (por exemplo, dados do laboratório de segurança), a entidade que fornece ou recebe os dados e qualquer acordo aplicável, o formato, a frequência das transferências e as informações de contacto de todas as pessoas envolvidas na transferência de dados

Transferência de dados
- Especificação da carga de dados: Especificações de variáveis/elementos utilizadas no estudo
- Tipo de dados a receber: por exemplo, biomarcador, ECG, etc.
- Fonte dos dados: Destinatário dos dados (centro, patrocinador, comité de monitorização da segurança dos dados (DSM B), estatísticos, etc.)
- Intervalos de referência: Intervalo de referência utilizado no estudo no caso de um laboratório local
- Processos de controlo de qualidade a seguir: Etapas de validação efectuadas para manter a integridade dos dados.

BLOQUEIO DE BASE DE DADOS

O bloqueio da base de dados de um estudo é efectuado para garantir que não haja manipulação dos dados do estudo durante a análise final. O bloqueio da base de dados de um estudo é efectuado após a conclusão das actividades de gestão dos dados. Isto inclui a lista de verificação do bloqueio da base de dados que garante o mesmo. Algumas das actividades incluídas na lista de verificação de bloqueio da base de dados são Todas as discrepâncias encerradas, DCFs recebidos e actualizados, codificação concluída, processo de reconciliação SAE concluído, etc.

A base de dados será analisada após a conclusão com êxito dos seguintes elementos

- Todos os sujeitos do ensaio clínico concluíram a sua visita final e quaisquer actividades de visita de acompanhamento.
- Todos os dados previstos são introduzidos
- Todos os dados previstos foram recebidos, processados e validados quanto à sua exaustividade e coerência.
- Toda a codificação dos eventos clínicos foi concluída.
- Todas as questões pendentes foram resolvidas e a base de dados foi actualizada
- Todas as verificações de dados programadas e manuais foram efectuadas e os problemas resolvidos.
- Todas as actualizações da base de dados foram concluídas.
- A auditoria de qualidade dos dados foi efectuada e concluída.
- A reconciliação SAE está completa e aprovada.
- A versão final do DMP foi aprovada.
- Todos os membros da equipa de julgamento foram notificados da data de bloqueio,
- Todos os dados esperados do eCRF são guardados pela CRA, tal como descrito no Plano de Monitorização.

QC E QA NO MDL

As auditorias são efectuadas periodicamente, de forma contínua, bem como no final do estudo ou após o mesmo. As auditorias de GQ são exames sistemáticos e independentes das actividades e documentos relacionados com o ensaio, para garantir que as actividades e processos relacionados com o CDM foram realizados e concluídos, e que os dados foram registados, analisados, documentados e comunicados com exatidão, de acordo com o protocolo, os PON, os GOP e os requisitos regulamentares aplicáveis.

CQ

Para garantir a qualidade dos dados do estudo [introduzir título do estudo] durante o período de duração do estudo, está a ser efectuado um controlo. Serão efectuados os seguintes passos:

Validação de dados

As verificações de validação de dados constituem a primeira etapa do controlo de qualidade (CQ), imediatamente após uma página do e-CRF ser guardada como completa. Estas verificações asseguram a exaustividade, plausibilidade e consistência dos dados do ensaio introduzidos manualmente. As verificações de edição programadas são executadas em linha no momento de guardar cada ecrã/página. Os dados do participante que violam uma regra de validação desencadeiam automaticamente uma verificação de edição que é imediatamente visível para o utilizador no e-CRF. As perguntas podem ser respondidas imediatamente, ou os dados do participante terão de ser corrigidos ou a informação em falta terá de ser introduzida.

O e-CRF tem características incorporadas para fornecer a cada variável uma pista de auditoria, durante toda a duração do estudo, e armazenar comentários sobre alterações aos dados guardados.

Verificação dos dados de origem

A verificação dos dados de origem (SDV) ocorre após as verificações de validação automática e será efectuada pela CRA, que visitará os centros de ensaio durante as visitas de monitorização dos centros. A SDV garantirá a exatidão dos dados do ensaio introduzidos manualmente, comparando as entradas do e-CRF com os dados de origem disponíveis no centro. A extensão e a frequência da SDV são especificadas e definidas no Plano de Monitorização do estudo.

Ao longo do estudo e antes do bloqueio da base de dados, o investigador clínico ou delegado, a enfermeira de investigação e a CRA confirmarão que todos os dados dos participantes foram introduzidos e que os dados de origem foram verificados.

QA

As inconsistências nos dados do ensaio serão investigadas utilizando consultas de dados que levem o centro de ensaio a esclarecer ou confirmar os itens discrepantes. O sistema eCRF incorporará ferramentas de geração de consultas automatizadas e manuais. A CRA verificará sistematicamente os dados do ensaio que chegam quanto à sua consistência, omissões e conformidade com o protocolo e de acordo com o Plano de Monitorização. A monitorização deste ensaio terá como objetivo garantir a conformidade com as Boas Práticas Clínicas.

EXTRACÇÃO E ARMAZENAMENTO DE DADOS
Exploração mineira

A extração de dados é definida como um processo utilizado para extrair dados utilizáveis de um conjunto mais vasto de quaisquer dados em bruto. Implica a análise de padrões de dados em grandes lotes de dados utilizando um ou mais programas informáticos.

A exploração de dados clínicos (Clinical Data-Mining - CDM) envolve a concetualização, extração, análise e interpretação de dados clínicos disponíveis para a construção de conhecimentos práticos, a tomada de decisões clínicas e a reflexão dos profissionais. Os dados clínicos podem ser obtidos a partir de várias fontes, como ficheiros de transcrição médica e registos médicos electrónicos.

Processo
1. Seleção
2. Pré-processamento
3. Transformação
4. Extração de dados
5. Interpretação/avaliação.

Armazenagem:
Um Data Warehousing (DW) é um processo de recolha e gestão de dados de várias fontes para fornecer informações comerciais significativas. Um armazém de dados é normalmente utilizado para ligar e analisar dados comerciais de fontes heterogéneas. O armazém de dados é o núcleo do sistema de BI que é construído para a análise de dados e a elaboração de relatórios.

Tipos
1. Armazém de dados da empresa
2. Armazenamento de dados operacionais
3. Mercado de dados

Fase geral do armazém de dados:
Base de dados operacional offline:
Nesta fase, os dados são apenas copiados de um sistema operacional para outro servidor. Desta forma, o carregamento, o processamento e a comunicação dos dados copiados não afectam o desempenho do sistema operacional.

Armazém de dados offline:
Os dados no armazém de dados são regularmente actualizados a partir da base de dados operacional.

Armazém de dados em tempo real:
Nesta fase, os armazéns de dados são actualizados sempre que ocorre uma transação na base de dados operacional. Por exemplo, um sistema de reservas de companhias aéreas ou de caminhos-de-ferro.

Armazém de dados integrado:
Nesta fase, os Data Warehouses são actualizados continuamente quando o sistema operacional efectua uma transação. O Data warehouse gera então transacções que são transmitidas de volta ao sistema operacional.

Quem precisa de um Data warehouse?

O armazém de dados é necessário para todos os tipos de utilizadores:
- Decisores que dependem de uma grande quantidade de dados
- Utilizadores que utilizam processos personalizados e complexos para obter informações de várias fontes de dados.
- É também utilizado por pessoas que pretendem uma tecnologia simples para aceder aos dados
- É também essencial para as pessoas que pretendem uma abordagem sistemática para a tomada de decisões.
- Se o utilizador pretender um desempenho rápido numa grande quantidade de dados, o que é necessário para relatórios, grelhas ou gráficos, então o Data warehouse revela-se útil.
- O armazém de dados é um primeiro passo se quiser descobrir "padrões ocultos" de fluxos e agrupamentos de dados.

<u>REFERÊNCIAS</u>

1. Code of Federal Regulations, FDA: http://www.accessdata.fda.gov/scripts/cdrh/cfdocs/cfcfr/cfrsearch.cfm
2. Guidelines of International Conference on Harmonization: http://www.ich.org/products/guidelines.html
3. Eudralex Guidelines: http://www.gmpcompliance.info/euguide.html
4. FDA New Drug Application: https://www.fda.gov/regulatory-information
5. Medicines and Healthcare products Regulatory Agency: http://www.mhra.gov.uk
6. ICMR Ethical Guidelines for Biomedical Research: https://main.icmr.nic.in/
7. Central Drugs Standard Control Organization: https://cdsco.gov.in/
8. Clinical Trials and Human Research: A Practical Guide to Regulatory Compliance By Fay A. Rozovsky and Rodney K. Adams
9. HIPAA and Human Subjects Research: A Question and Answer Reference Guide By Mark Barnes, JD, LLM and Jennifer Kulynych, JD, PhD
10. Principles and Practices of Clinical Research, Second Edition Edited by John I. Gallin and Frederick P. Ognibene
11. Reviewing Clinical Trials: A Guide for the Ethics Committee; Johan PE Karlberg and Marjorie A Speers; Karlberg, Johan Petter Einar, Hong Kong.
12. International Pharmaceutical Product Registration: Aspects of Quality, Safety and Efficacy; Anthony C. Cartwright; Taylor & Francis Inc., USA.
13. New Drug Approval Process: The Global Challenge; Guarino, Richard A; Marcel Dekker Inc., NY.
14. FDA regulatory affairs: a guide for prescription drugs, medical devices, and biologics; Douglas J. Pisano, David Mantus; CRC Press, USA
15. Principles and practice of pharmaceutical medicine, Second edition. Authors:Lionel. D. Edward, Aadrew.J.Flether Anthony W Fos , Peter D Sloaier Publisher:Wiley;
16. Handbook of clinical research. Julia Lloyd and Ann Raven Ed. Churchill Livingstone
17. Principles of Clinical Research edited by Giovanna di Ignazio, Di Giovanna and Haynes..
18. Textbook of Clinical Trials edited by David Machin, Simon Day and Sylvan Green, John Wiley and Sons.
19. Clinical Data Management edited by R K Rondels, S A Varley, C F Webbs. Second Edition, Jan 2000, Wiley Publications.

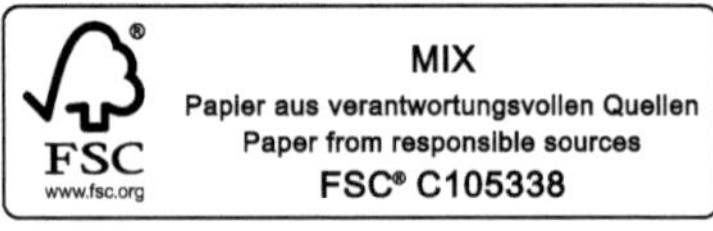

Printed by Books on Demand GmbH, Norderstedt / Germany